季節の中の診療室にて

瀬戸内海に面したむし歯の少ない町の歯科医師の日常

浪越建男・著

クインテッセンス出版株式会社　2019

QUINTESSENCE PUBLISHING

Berlin, Barcelona, Chicago, Istanbul, London, Milan, Moscow, New Delhi, Paris, Prague, São Paulo, Seoul, Singapore, Tokyo, Warsaw

季節の中の診療室にて
瀬戸内海に面したむし歯の少ない町の歯科医師の日常

花鳥風月を友とする豊かさ

『季節の中の診療室にて　瀬戸内海に面したたむし歯の少ない町の歯科医師の日常』発刊に寄せて

香川県高松市長　大西秀人

この随筆集の原稿を読ませていただいて、私の好きな椿の句が脳裏に浮かんできました。

椿落ちてきのふの雨をこぼしけり　与謝蕪村

香川県三豊市仁尾町ののどかな田園地帯にある歯科医院の見事な椿園に朝の光が差し込み、落花の滴に反射して一閃の輝きを放っている様を、主である院長が窓を開けて嬉しそうに見ています。この本は、そんな花鳥風月を友とする畏友、浪越建男院長が書いた「令和」新時代の幕開けにふさわしい随筆集です。比喩を巧みに操る彼の文章には、新元号の趣旨に通じるしなやかで麗しい豊かさが感じられます。一方で、われわれは昭和生まれで若き日を昭和とともに過ごしてきた世代。収められたいくつかの文章からは、歌謡曲や映画などの私たちが影響を受けた昭和後期の文化の匂いが強烈に漂ってきます。中村草田男が「降る雪や明治は遠くなりにけり」と詠んでいるのに倣うと、「散る花や昭和は遠くなりにけり」との感慨を湧き起こしてくれる随筆集でもあります。

私と浪越建男氏は、ともに香川県立丸亀高等学校に入学した一年生の時に同じクラスとなり、付き合いが始まりました。彼は当時から身体が大きく、入学して半年ほどは野球部に入っていて、日夜練習に明け暮れていました。無口で、時折ボソッと話す言葉は短く、声は低めのバリトンボイス。かつて流行ったCMでいうと「男は黙って○○ビール」の男らしさと信頼感がある、その分少し大人びた高校生だったように記憶しています。卒業したのは昭和53年3月。時は、キャンディーズの解散コンサートの直前でした。その年は、全盛期であったピンクレディの「UFO」や「サウスポー」が大ヒット。私も好きだった「時間よとまれ」（矢沢永吉）、「別れ歌」（中島みゆき）、「迷い道」（渡辺真知子）などが流行し、ラジオからよく流れていました。この随筆集を読みながら、二十歳前の多感な若者たちの心情を写し揺さぶるように歌われたこれらの曲の歌詞とメロディが、時々に私の頭の中で鳴り響いていました。広く同世代の人たちに「そんな時代もあったねと」、ほろ苦いことの方が多かった青春の日々を蘇らせてくれるような文章が散りばめられています。

加えて印象に残るのは、彼の自然を描写し、文章に季節感をもたせることの巧みさです。それは、天体から動植物などまで、自然界の万物に対する彼の深い愛情に裏打ちされているものであることは、文章を読めばわかります。なかでも尋常ではないのが椿に対する想い入れです。二百種類以上になってからは数えていないというその無数に及ぶ椿が植えられた庭には、毎日のようにメジロやヒヨドリが現れて主人を楽しませてくれているようです。冬から春にかけて花を咲かせる椿は、花も葉も分厚く、しっかりとした存在感があり、散る時も花弁一輪が丸ごと地上に落ちる大胆さと潔さがあります。それはまるで浪越院長の人柄を映し出しているようにも思えます。

また、昆虫に対する細やかな神経の使いようは、有名な「ファーブル昆虫記」の記述をみているようでした。アンリ・ファーブルがノーベル賞候補になっていた分野は、生物学賞などではなく、文学賞であったと何かで読んだことを思い出しました。

最後に。この本の表紙を飾っている写真は、日本のウユニ塩湖としてＳＮＳなどを通じて世界的に有名になりつつある仁尾町にある父母ヶ浜の夕景です。この浜の埋立て問題が起こった時、彼は信念をもってその保存運動にも関わっていました。花鳥風月を友としながら、環境保全にできるだけの気を配っていくことが、その地域の将来世代の豊かさにもつながっていくのだということを教えてくれる本でもあります。

プロフィール　おおにし・ひでと

1959年、香川県生まれ。東京大学法学部卒業後、自治省へ入省。その後、北海道地域振興室長、自治省税務局税務企画官、島根県総務部長などを歴任し、2006年、総務省情報通信政策局地域放送課長を最後に、総務省を退職。2007年5月より高松市長に就任。現在4期目。市長就任以来、「創造性豊かな海園・田園・人間都市」を高松市の将来ビジョンとして掲げ、「瀬戸内創造拠点都市（クリエイティブ・コア）・高松」のさらなる進化を目指し、各種施策の推進に全力を注ぐ。

目次

目次

はじめに

瀬戸内海に面した小さな町に暮らしている。山際を持ち上げるように顔を出した陽は、ゆっくりと空を横切り、遠浅浜の空を染めながら水平線に沈む。やがて夜空に星が瞬き出す。どこからか月が現れる。そんな空の下で一日という時間の単位が繋がっていく。

診療所を取り囲む木々や田畑の作物は、日ごとに装いを変えながら、四季の時刻を知らせる。空を見上げることが多い。雲の流れを目で追って、風の音に耳をすませる。時には月を相手につぶやき、星に見守られてため息をつく。そんな日々を積み重ねてきた。

生きることとは、選択の連続だとだれかがいった。一つの道を選ぶとなにかを失う。それは当然だとわかっていたが、自分の選んだ道で確かななにかを得たことが実感できるまでは、後悔の念は完全に消滅することはないように思う。

私の歯科医師としてのもっとも大きな分岐点は、１９９４年６月の診療所の開設だった。それまで在職していた大学での仕事や研究は順調だった。心から尊敬できる恩師からも有り余るほどの支援をいただいていた。その恩師や家族が「本当に辞めるのか」と何度も問いかけてきた。けっして気の迷いという次元の決断ではなかったが、前月まで大学に勤務し、準備期間が3日間というのは、どう考えても無謀ともいうべき行動だったことは確かだ。迷いや後悔を振り切る時間を自分に与えたくなかったのだとも思う。

まったく違う環境で歯科医師としての仕事や生活が始まった。とにかく慌ただしく日々が過ぎ去っていった。「本当に辞めるのか」とかけられた言葉や自分の後悔の念が絡みついた小さなトゲが、いつも心の片隅に突き刺さっているのがわかった。家族はそのことを感じとっていただろう。自宅や診療所を取り囲む自然に心を癒された。家族の支えがあり、診療所のスタッフにも恵まれた。そして得られた答えは、自分の置かれた環境で最大限の努力をすること、それは恩師からいつも聞かされていた言葉だった。

物事に正面から向き合っていると、なにかが得られる。それに加えて思わぬ繋がりが生まれてくることも多い。今回の「新聞クイント」の連載も、そんな人たちとの繋がりから始まった。日々の生活や診療室での出来事に、自分の思いを重ねながら2年間にわたり書いた22編に、8編を書き加えて30編を収録した。

私は今、この町のこの場所に診療所を開設しなければ随筆を書くこともなかったと断言できる。なによりも診療所開設というあの大きな分岐点で失ったものよりも、もっと大きな報償の一つを得たとさえ感じている。

静かな午後、診療所のブラインドに椿の花枝の影が伸び、その間をメジロが影絵のように飛び交っている。

２０１９年　３月

季節の中の診療室にて

瀬戸内海に面した
むし歯の少ない町の歯科医師の日常

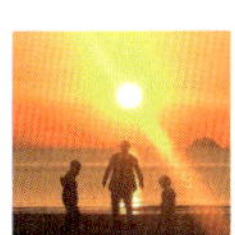

あの言葉

師走の夜風が街をすり抜けるのを車から眺めている。駅前広場のイルミネーションには一瞥もせず、改札口へと急ぐマフラーの学生服は受験生らしい。志望大学は決まっただろうか、頭の中で要らぬ詮索をしていると信号が青になった。この時期受験生を見ると、はるか昔受験前の三者面談の場面を思い出す。

勉強しようと野球部を退部した。効率の悪い勉強法を続けていたのだと思う。3年の夏休みを過ぎる頃には志望校受験のレベルまで到達できないと感じ始めた。その年は翌年からの国公立大学受験への「共通一次試験」導入が決定し、優秀な同級生たちは現役合格を目指しさらにペースを上げ、成果が表れない者は受験校の変更を考えた。一方、私はというと、毎日睡魔との戦いに敗れながら12月を迎えたが、歯学部への進学希望だけは変えることはなかった。

冬曇りの午後の教室でクラス担任教師を前に母親が同席し、三者面談が始まった。提出していた受験希望大学調査表を手に、担任は一言「受からないと思うよ」といった。当時歯学部は人気があり、特に国公立大学の偏差値は高く、医学部か歯学部かと迷う学生も珍しくなかった。それからすぐ担任教師は「で、落ちたらどうするの」と言葉を続けた。私は躊躇なく「浪人します」と答えた。担任は少し笑みを浮かべて眼鏡に手をやり、「浪人しても伸びるタイプと伸びないタイプがある。君は伸びないと思うよ」と真顔でさらりといった。「そこまでいうか……」と戸惑っていると、視線をゆっくりと隣の母親に向けて「お母さんはどう思いますか」と聞いた。短い沈黙を破り母親が口を開いた。「どうか本人がいうようにさせてやってください」とそれだけをいいながら頭を下げた。親としてそれ以外なにもいえなかったのだろうが、担任もそれ以上なにもいわなかった。この瞬間からが本当の受験勉強の始まりだったと思う。

予想どおり、国立大学歯学部は2校とも不合格だった。高校の補習科で浪人生活を送り、共通一次試験で高得点をとったところまでは順調だった。しかし、ことは小説のようには上手くはいかない。自信をもって臨んだ二次試験で大失敗をやらかした。結局公立の薬科大学に進学した。2年間大学の単位をすべて取得しながら歯科医師になろうと再受験し合格した。これが「本人のやりたいように」の第一章の結末である。

数年前、高校の同級生たちと酒の席で当時の三者面談が話題になった。某有名国立大学に進学した一人が、私の話を聞き大笑いした。彼は「浪越はまだいいよ。僕は『君が受かるわけはない。君は頭がおかしい』とまでいわれた。結局その年に受かったけどな」と美味しそうにグラスの酒を飲み干した。今となっては私たちの奮起を促すための言葉だったと信じたいが、真意は謎のままである。

ずいぶん遠回りをしたように思ったが、入学した新設の歯学部は自由な雰囲気にあふれていたことは幸運だった。卒業後「本人の思うように」大学院に進学した。ここでは薬科大学で学んだことがおおいに役立った。いつも「やりたいようにやってみなさい」と後押ししてくださった主任教授の後ろ姿は「与えられた環境で最大限の努力すること」を教えていた。型破りだった部活顧問の教授は「現状維持は後退と同じ」と繰り返し口にしていた。「公衆衛生の向上と増進に寄与する責務を果たせ」と教える熱血教官もいた。そしてそれらの言葉は、歯科医師として歩む拠り所となった。

「本人がいうように……」。本当は40年前教室の片隅で聞いたあの言葉がいちばん大きかったのかもしれない。遠回りをしたと思ってもスティーブ・ジョブズがいうように、点と点が繋がり線となっている。もうすぐ58歳になる。

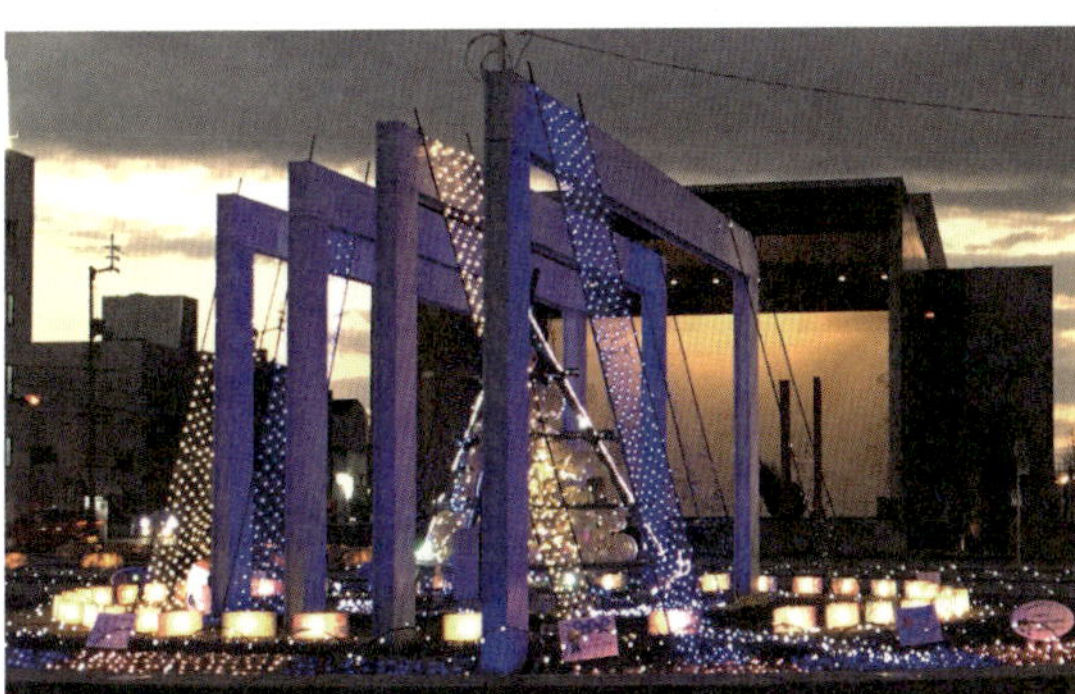

エア・保険証

目覚めると窓が白くにじみ始めていた。正月休みの朝は時間がゆっくりと流れ、まどろむとメジロの声が耳に優しい。自宅や歯科診療所、駐車場の周りに植えたたくさんの椿が根付き、勢いのでた枝に蕾が付くようになると、花の時期にはメジロの群れが蜜を求めて飛び交うようになった。透明な朝の光が注ぐ木々の中で息を凝らしていると、メジロが手の届くところまで近づいて来る。京都に長く住んでいた住職が来院し、「いちばんぜいたくな居住まいだ」といったのを思い出した。残念なことにこの穏やかな時間は、ヒヨドリの甲高い鳴き声で終止符がうたれることが多い。

私の歯科診療所は、香川県西部の海と山に囲まれた小さな町にある。開院した23年前にはすでに超高齢化に突入していた。この30年間で人口は約2000人減少し、50年間で子どもの数が半分以下になっている。開院まで大学に勤務していた私は、職場環境の変化におおいに戸惑った。しかし田舎の生活になじんだ今では、都会の人混みやビル街にいると、緑の風と澄んだ夜空や夜明けの静けさが恋しくなるから不思議である。

今でも大学で仕事を続けた方が良かったのではないかと問う人がいる。当時の私の恵まれた環境を考えると、やり残したことはたくさんあったと思う。続けていれば、違う苦労や喜び、出会いもあっただろう。しかし、開業歯科医にならないと知りえなかったこともある。特に国民や住民の直面している健康問題や今後の課題をより近い位置で実感できることは、地域に根ざしている開業歯科医が経験できる貴重な一面である。

私の歯科診療所では、どういうわけか年末年始に印象に残る急患が多い。仕事始めの日には3年ぶりの高齢患者が来院した。3年前までは隣町からバスに乗り、峠を越えて3か月毎にメインテナンスに通って来る熱心な患者だった。朝一番に診療室のドアを開け小刻みに歩いてきた彼女の顔面は、頰部から頸部まで腫れあがっている。診療チェアに座り「先生、足が悪くなって通いたくても通えなかった。すみません」という。その言葉にうなずきながらすぐ総合病院に連絡し紹介状を持たせると、即入院となった。大臼歯の根面う蝕から始まった病状をカルテに記載しながら、あれ程口腔の健康への意識の高かった患者でも、体調の変化に対応するのが精一杯だったのだろうと胸が痛くなった。

もう一人の患者も7年ぶりの高齢患者だった。耳が少し遠い様子で、受付スタッフが声のトーンを上げて話しかけているので、患者とのやり取りが診療室内まで聞こえてくる。「歯がとれた」といい、予約を取っていないので待ち時間がかかることにも納得しているが、「保険証をお願いします」と繰り返す受付スタッフのいつになく戸惑った雰囲気が伝わってくる。保険証が必要だと聞き、自宅に取りに帰ったらしい。

それからしばらくして受付スタッフが困った様子でやって来た。「先生、本人が保険証だと差し出す手にはなにも握られていません。自宅まで戻り持ってきたと差し出す手にもなにもないです。どうしましょうか」という。ギターなしで演奏する姿「エア・ギター」のコンテストを思い出し、「エア・保険証」だと顔を見合わせ思わず笑ってしまった。結局、自由診療になるかもしれないことを告げると、診療室のドアを開けて微笑みながら入って来た。顔を見てまた驚いた。眼鏡が両眼を結ぶラインと交差してZ型となっていて、目とレンズの丸が斜め2列になっている。とれたという歯は自然脱落したもので、残存歯のほとんどに根面う蝕が広がっていた。口腔内を診ながら他の認知症患者のことを思い出したが、信じられないようなエピソードはまだまだたくさんある。

その2週間後、日本列島に大寒波が到来した。海岸沿いの道を車で走ると、いつもは穏やかな瀬戸内の海に高波が押し寄せていた。車を止めて見ると波の上空を一羽のカモメが強風に流されながら懸命に羽ばたいている。あの二人の高齢患者を思い出しながらしばらく眺めていた。

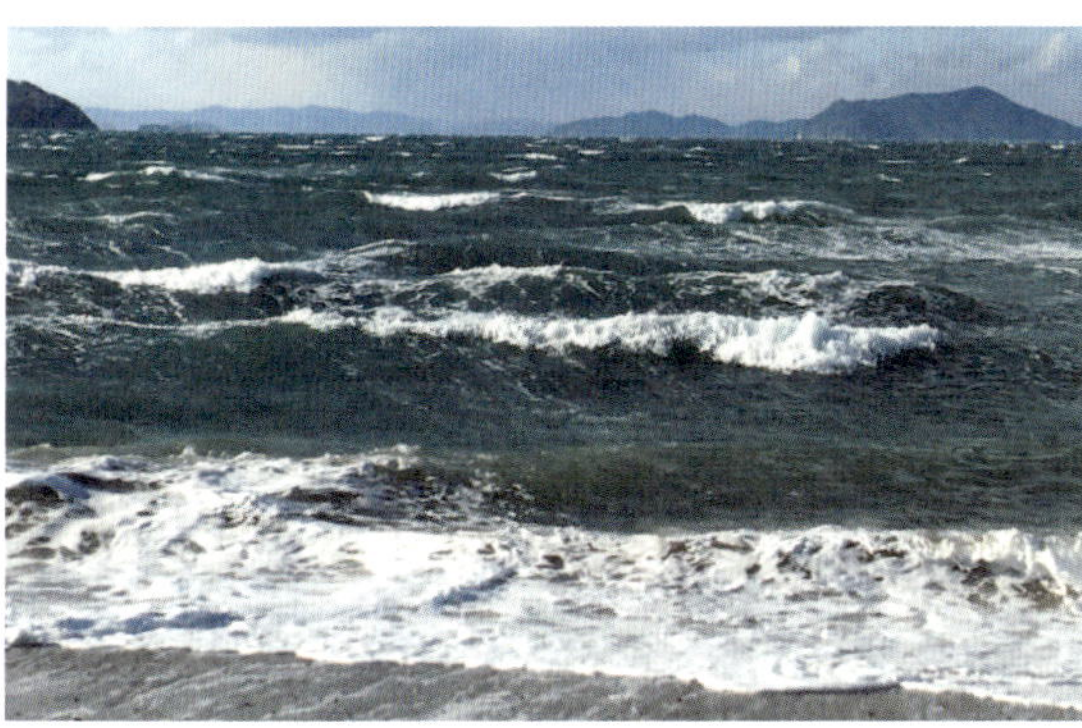

月

東京駅丸の内北口の横断歩道の前に立つと必ず、ヘルニアの痛みに耐えながらこの歩道を横切っていた自分の姿を思い出す。四国と東京を結ぶ寝台特急「サンライズ瀬戸」に乗ったものの、強烈な腰の痛みで寝付かれないまま朝を迎えたのは2009年の夏だった。

それまで年に一度程腰の痛みに襲われることがあったが、一週間もすれば和らいでいた。そもそも私の身体は丈夫なようである。学生時代の交通事故で、私をはねた車のボンネットの損傷状態を見た警察官が、怪我の軽さに驚いたという逸話は、友人の間では有名である。しかも歯科医師になった後は、発熱であろうが、声が出なかろうが、仕事を休むことはなかった。

その年は春から腰の痛みだけでなく左足の痺れも少し現れ、犬の散歩もおっくうになっていた。やがて診療室でも腰をかばうようになり、夏になると症状はさらに顕著になった。以前からいわれていた椎間板ヘルニアが重症化していることは間違いなかった。

寝台特急で出かけた東京出張の後、中学時代の担任の退職祝いを小豆島で開催することが決まっていた。腰の痛みをごまかしながら参加したが、うっかり体を捻った時と左足を前に送るたびに生じる刺すような痛みのせいで、酒には酔えなかった。その日の宿泊は三人部屋だったが、布団に横たわっていても、少しでも動くと激痛で目が覚める。車の中で座って朝を待とうと、そっと独りで抜け出すと竹やぶの向こうに月が出ていた。月を眺めながら一夜を過ごしたが、少しずつ位置を変える月はただ冷静に「早く手術しろ」とささやいているように思えた。

翌朝、同級生たちに状況を伝えずフェリーに乗ると、行方を心配した同級生の一人から確認の電話があった。翌々週には、別の同級生から私の行動をとがめるていねいな手紙を受け取ったが、その頃には自分の行動に対する説明や言い訳をする気力さえも失せていた。もはやベッドにも寝られないほど症状は悪化していた。

大学病院の若手整形外科医に相談すると、「自分ならこの先生にお願いするだろう。しかも勉強のために手術の録画を見せていただく」といいながら、総合病院の整形外科医の名前を挙げた。その整形外科医の予約を取り診察を受け、手術日を指折り数えて待った。

内視鏡手術を受けると痛みは消えた。以前、仰向けの状態で10度しか上がらなかった左足は、術直後から90度以上上がるようになった。結局3日間休診にしただけで、翌週からは何事もなかったように仕事を始めた。そして医師の指示どおり筋力トレーニングを欠かさぬよう合間を見つけてジムに通った。ジムの大きく開いた窓から初めて月を見た時には、「復活」と微笑みながら報告した。

月に関する思い出は多い。学生の頃、飲みに出かけタクシー代がなくなると、歩いて坂道を上り下宿まで帰ったことも少なくなかった。月の出ている夜は、調子はずれに口ずさむ当時ヒットした「Every Breath You Take」や「Time After Time」の曲が妙に心に響くように感じられた。

しかしいちばん印象深い月は、20年前に見上げていた月である。この頃歯科診療所では、私が予防を基礎に据えた診療体制の再構築を宣言し、さまざまな試みをするものの、歯科衛生士たちからはそれは無理だという雰囲気が漂っていた。歯科診療所史でいう暗黒の混迷期であり、スタッフはいつ辞めても不思議でない状態だった。当時、よく早朝に目が覚めるので、歯科診療所に通いながらどうしたものかと考え込んだものである。西空には月が残っていて、私をじっと見下ろし、本気度をうかがっているようでもあった。

そして20年経った今朝は、あの頃と同じような西空の月を穏やかな気持ちで眺めている。混迷期から少しずつ実力をつけながらともに歩んできたスタッフやお世話になってきた人たちの顔が浮かぶ。朝5時半に起きたのは、月二度目の東京出張の前にジムで筋トレをするためだ。

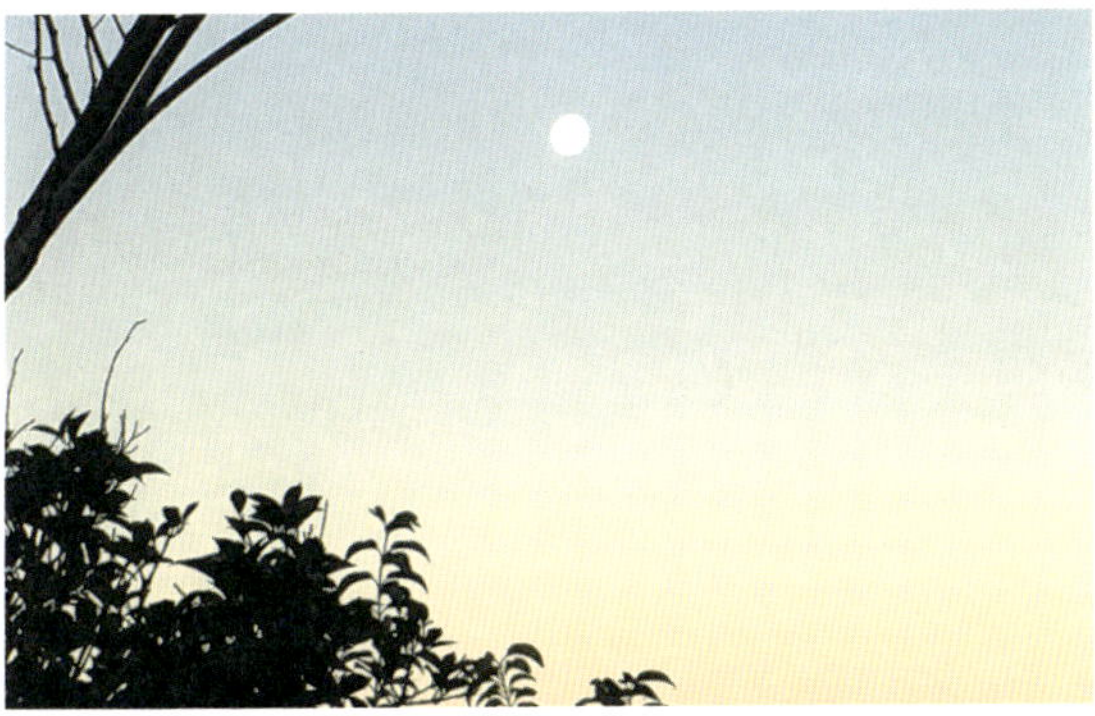

月

しだれ桜

蝋梅《ろうばい》の香りが漂い始めるとやがて梅の花が咲き、桃の蕾が春を呼び、桜の花が穏やかな風の中で揺らめく。歯科診療所の東にある山の中腹で、薄桃色に色づいていく一画に見られる春の手順である。

その一画は、両親がみかん作りの転作として桃や桜を植えた畑である。父親が他界した今では、花は収穫されないままなので長い期間薄桃色が保たれる。大切にしていた新品種の桃の穂木を盗まれた話や、ほんの数センチ道路にはみ出した桜のひと枝を通行の邪魔になるといわれ、枝を根元から切り倒した話など、桃や桜に関する悲しい話も少なくない。

2月下旬、母親が電話口で河津桜が咲いたのでどこかに届けないかと提案した。曖昧な返事をして電話を切ったが、久しぶりに出張のなかった週末に桜のことを思い出し、友人に河津桜と金縷梅《まんさく》の花を届けることにした。枝を束ね助手席に載せると、薄桃色の花びらや線香花火のような蕾に金縷梅の黄色が重なって、春の色合いを作り出す。花が落ちないようにと、曲がりくねった峠道をいつもよりゆっくり運転しながら届けた花束は、花器に生けられた姿となり、写真となりメールで私のスマホに戻ってきた。

その夜遅く、桜の写真を見ながらふと実家に大きなしだれ桜があったことを思い出し、事後報告を兼ねて母親に電話をかけた。そこで初めてしだれ桜が枯れたことを知ることになった。微かな記憶をたどると、樹高が高くなったしだれ桜への対処について母親から何度か相談を受け、懇意にしている庭師に連絡したが、手入れや剪定の内容などを気にせずにいたことを悔いた。それから電話口でしばらく満開の花を咲かせたこのしだれ桜の姿を思い浮かべながら、桜についての物語を聞くことになった。

母親は、「小学生の頃に隣町のお寺の境内に美しいしだれ桜があり、いつかこんなしだれ桜を自宅に植え、それを眺める日がくればと思っていた」と話し始めた。姉が大学を卒業した時期にこの木が植えられたので、私は卒業記念に気まぐれに木種を選んだと思い込んでいた。それはともかく少し大きくなった桜は姉が嫁ぐ姿を門の横で見送り、子どもたちを連れて帰省するのを出迎えながら年輪を重ねていったのだ。

桜は20年も経つと、花の時期には町へと入る峠あたりからでも、美しい花の集合体として際立つようになり、人々が花見のために足を運ぶようになっていた。この桜を見てしだれ桜を植えた人もいたが、残念ながらこの木と同じような端正な花を咲かせる桜には巡り会っていないと聞くと、なおいっそうあの木が愛おしくなった。

「大きくなりすぎた桜が台風の時に家の屋根に倒れないかと心配したし、落葉や風に舞う花びらが近所迷惑になると気遣うようになっていた」と母親が話をつづけた。「庭師さんにお願いして思い切って大きな枝をはらうと木の勢いがなくなった。幹にコゲラの姿を見るようになった翌年には枯れて根元から切ることになった」という。「もう少し広々とした場所に植えていたら」という声にうなずきながら、大きなしだれ桜とそれを見上げる人たちの姿を目に浮かべた。短い沈黙の後「残念だけど、お父さんが亡くなる時に桜を連れていったんだよ」といった母親の最後の言葉が耳の中に深くこびりついた。その夜はもう見ることのない桜の花を思い、届けた河津桜が多くの人たちに春の訪れを告げることを願いながら眠りについた。

それからひと月経っても桜のことが頭から離れない。春光の差し始める朝に、空港近くの山里の民家にある大きなしだれ桜を訪ねることにした。駐車場に車を止め、山裾の方向を眺めると、段々畑の向こうにしだれ桜の薄桃色の頭だけが見えている。なだらかな坂道の両脇には、道案内をするように水仙の花が咲いていていた。なぜか桜の幹の根元に父親が腰掛け、呑気に桜の花を見上げているような気がして少し歩を速めた。

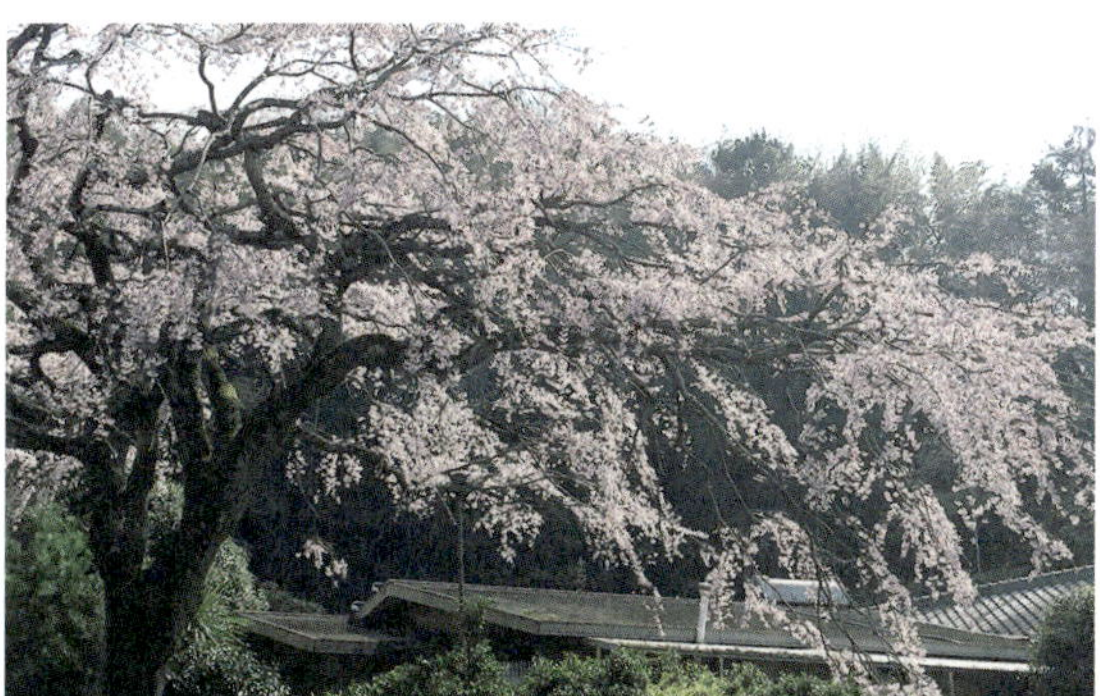

もしもし椿屋さんですか

手のひらに乗せた小さなディスプレイを覗き込む一群の中で、車窓の風景が軽快に流れていくのをぼんやりと眺めている。駅で電車が止まるたびに乗客は増え、身にまとえる空間は徐々に狭まっているのだが、それでも彼らは指先を動かし続けている。やがて薄暮の灯りとスマホの鮮やかな画面が窓ガラス上で重なり、不安定な光のオブジェを作り出し始めた。

その幻想的な光の動きを見ながら、若者たちは携帯やスマホのない日常生活など想像すらしないだろう、ふとそう思った。昔といってもほんの30年前、私たちが経験した公衆電話で十円玉がなくなり力なく受話器を置いた時の寂しさや、待ちぼうけの駅で自分の名前がアナウンスされた時の安堵感など、今の生活環境で理解しろというのは到底無理かもしれない。あの情感は私たちの世代にとってはかけがえのない記憶だと考えていると、目的駅で電車のドアが開いた。

出張から帰った翌日も朝からいつものように診療室で仕事を始めている。耳になじんだ固定電話の着信音が響き、それに続いて聞こえる受付スタッフの安定した受け答えがここちよい。電話の主は必ず歯科診療所の電話番号をタッチしたか、あるいはプッシュしたか、そのことは確実だが5が4個並ぶ番号は覚えやすく、間違い電話をかける可能性は低いと思う。実は松井秀喜選手の大ファンである私は、読売ジャイアンツ時代の背番号とニューヨークヤンキース時代の背番号が繋がったものだと、勝手にこじつけて浮かれている。

それでも香川県のどこかに似たような電話番号の醤油屋さんがあり、開院当初には時々「○○醤油ですか」という間違い電話がかかってきていた。やがて携帯やスマホが普及し始めると、ディスプレイ表示や電話番号登録機能によって、間違い電話をかけてくる頻度は確実に減少している。しかしこの文明の利器は時として、ワンタッチで覚えのない電話を発信してしまうことがあるので、スマホの取り扱いに無頓着な私は、操作に気をつけろとたびたび釘を刺されている。

4月上旬、おもしろい一本の電話が歯科診療所にかかってきた。まず受話器の向こうで「もしもし椿屋さんですか」と一言。この「ままごと」の始まりのような言葉を聞いたスタッフは、歯科診療所を取り囲む環境から即座に間違い電話ではないと判断したようだ。そして電話の主は「えっ、椿屋さんじゃないんですか。

たくさん椿があると聞いたのですが」と続けた。スタッフが「浪越歯科医院です。たくさん椿はありますが、歯科医院です」と返すと、「そうなんですか。椿はどこにあるのでしょうか、見せていただけないですか」と食い下がってきた。「大切にしているので、たぶん院長にいっても難しいでしょう」と答えると、しぶしぶ電話を切ったらしい。その話を聞いた私も他のスタッフたちも皆、目が笑っていた。本当に椿屋だと思って電話をかけてきたのか、歯科医院だとわかっているがうまく話しが進めばと、電話をかけてきたのか真意はわからない。ただこの町に「椿オタク」がいて、たくさんの椿を育てているという噂が20年かけながら徐々に広がってしまったようだ。

もって生まれた気質なのか、残された時間が限られてきたためか、仕事においてはもちろん、他のさまざまな分野でいわゆる「オタク」とよばれる人たちの話を聞くと、特に胸が踊る。そこには強い思いと長い時間が注ぎ込まれていて、それらを濃縮し、目の前に心髄を提示されると時を忘れて聞き入ってしまう。そして見渡すと、だれの周りにも少なからずそのような人がいる。

4月下旬、高校の同窓会の案内を受け取った。同級生の一人に「『宇宙』についての話を聞きたい」と、文明の利器を持ち上げSNSで連絡すると即座に「妄想気味の宇宙の話ならいくらでも」との返信があった。「いいね！」と返したが、私が深酔いしないことが話の内容を理解する絶対条件、これが案外難しい。

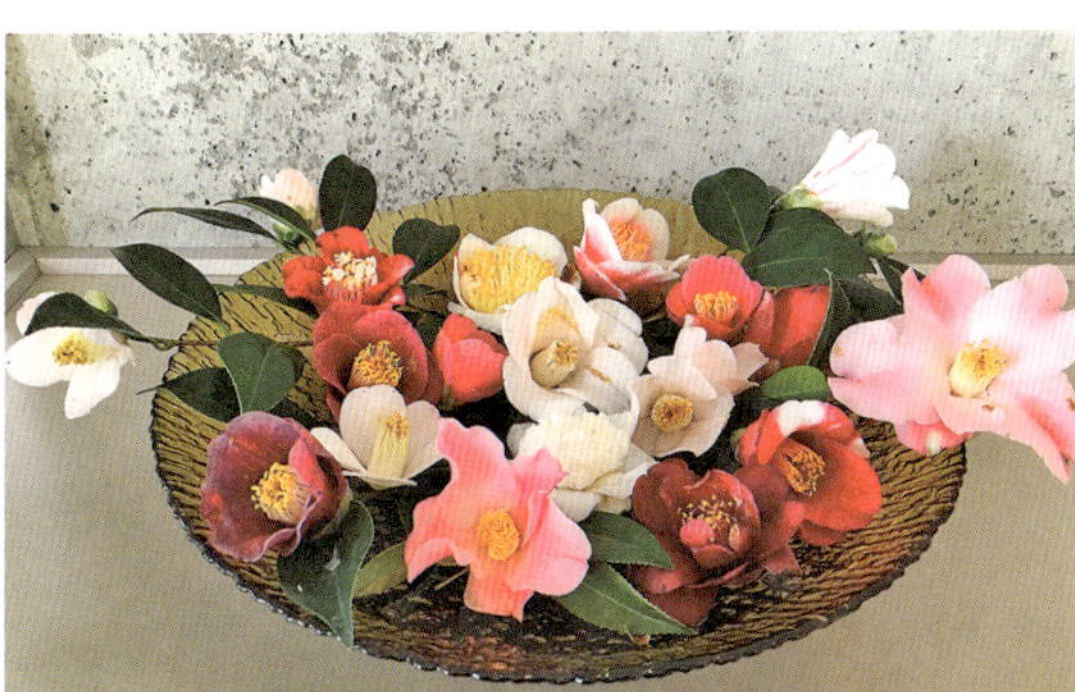

彼の思い

5月の新緑を両脇に携え青空へと向かって伸びる馴染みの峠道で、自転車のペダルを力強く漕ぐ屈強な二人とすれ違った。サングラスをかけた横顔に一瞬見覚えがあるような、そうは思ったがスピードを緩めず車を走らせた。それから15分程するとスマホの着信音が響き、電話の主は私の歯科診療所の前にいるという。急いで引き返すと、大阪と名古屋に住む大学の先輩が日に焼けた顔で待っていた。しばらく昔話に花をさかせた後、明日しまなみ海道を渡るといい西へと走り去って行った。今年のゴールデンウィークのいちばん楽しい出来事である。

歳をとるにつれて同窓生たちとの思い出は、時間という篩にかかり印象深かったものだけが鮮明さを増しながら残っていくようになった。そんな私にとって同窓生たちと顔を合わせると必ず思い出す後輩が一人いる。

２００４年11月、香川県で全国歯科保健大会が開催された。大学の講座の後輩から、私に会いたがっている同窓生がいると連絡があり、見送りがてら高松空港に出かけて行って臼井和弘さんと初めて話した。厚生労働省歯科保健課長補佐から秋田県に出向し健康対策副主幹をしていた彼は、秋田県の子どものう蝕の多さを知り、その対応策に集団的なフッ化物洗口の導入が必須であると考えているようだった。当時私が学校歯科医を務める三豊郡（現・三豊市）仁尾小学校では、町内全施設で実施しているフッ化物洗口の効果によりう蝕が激減し、全日本学校歯科保健優良校・文部大臣賞も受賞していた。地元の新聞やマスコミにたびたび取り上げられていたことを知り、私に声がかかったのだとその時理解した。

二度目に会ったのは翌年夏、厚生労働科学研究「フッ化物応用の総合研究」班で話す機会をいただいた時だった。私の拙い話に耳を傾けてくださった先生たちの中に臼井さんがいた。内容の薄い話だったと反省しながら、大雨の中を駅へ急いだのを覚えている。そして直後、秋田でフッ化物洗口の話をしてほしいと連絡をいただいた。

日程が決まり秋田に着くと、臼井さんと秋田県歯科医師会理事の佐藤勤一さんが空港まで迎えに来てくださり、その夜は秋田の美味しい日本酒をご馳走になった。酒の席でも変わらない穏やかな表情と魚を食べる時の美しい箸づかいに育ちの良さが表われていた。翌日講演会が終わり、空港での別れ際に臼井さんが「先生、もう一度講演に来てください」といい、私は「いつでも」と答えて帰路についた。

その年の12月25日。歯科診療所に佐藤さんから電話があり、「特急列車いなほの脱線・転覆事故がありました。その列車に臼井さんが乗っていたらしいのですが、連絡がつきません」という。「フッ化物洗口先進県の新潟県に視察に行くと聞いています」と続けた。4月に福知山線列車脱線事故があったばかりで、秋田で杯を傾けながら、「列車事故の時は先頭車両がいちばん危険なんだ……」と話し、あの時彼も大きくうなずいていたではないか。ニュースに映し出された転覆車両は原型がわからないほど変形していた。そして二度と彼と語ることはできなくなった。34歳だった。

以来私は秋田県との関わりをもつことはなくなった。歯科医師として県民の健康を願う彼の「思い」は、残った人々の心に刻まれ引き継がれた。秋田県ではフッ化物洗口が普及するにつれて子どものう蝕は確実に減少し、かつてワースト5に入っていた県別12歳ＤＭＦＴ（永久歯う蝕経験本数）が、２０１７年初めて全国平均を下回るところまで減少したそうである。２００８年秋田県は、彼の功績を讃え「臼井記念　歯科保健功労賞」を創設している。

臼井さんから届いた酒の封を私は今でも開けられずにいる。あの事故がなければ、今も歯科医師としてまっすぐに国民の健康を考え活躍していたに違いない。歯科医師としての「熱い思い」をもった一人の前途有望な歯科医師がいたことを、歯科医師として歩み始めた若者たちには心に留めていてほしいと願う。

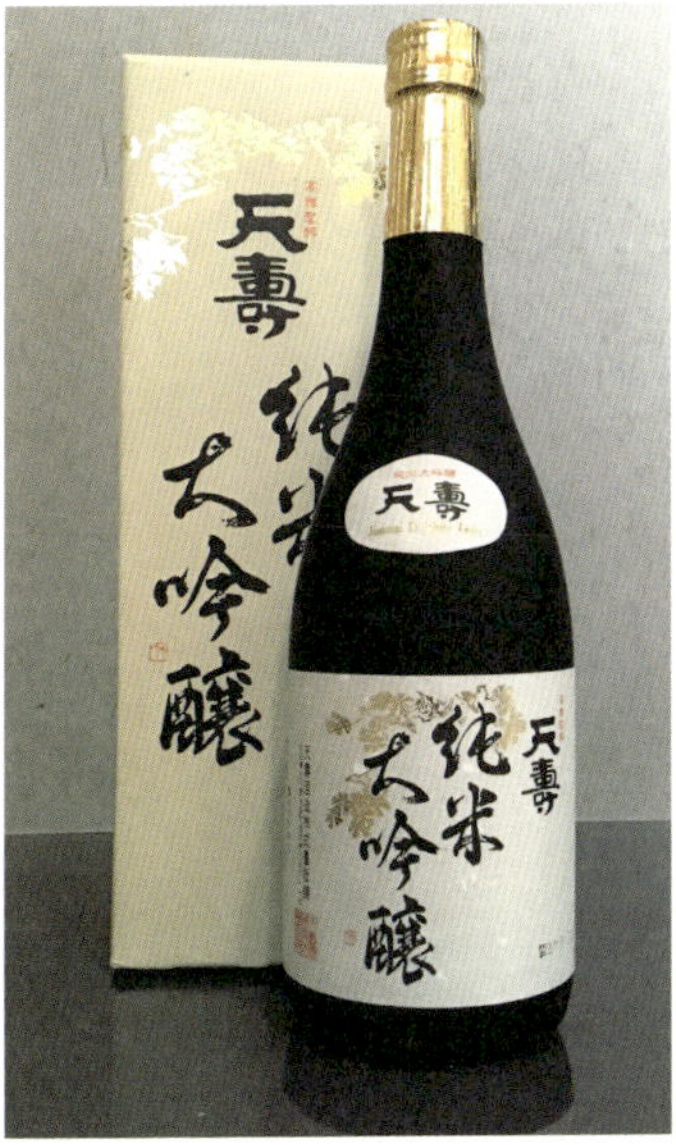

曾祖母の弁当

蝉が鳴いていたのを覚えている。1964年私は5歳だった。8月の暑い空気をかき分けるように、近所の幼馴染のお姉さんが家に駆け込んで来た。伊予三島で叔父と姉が交通事故にあったとの知らせに、父と母は慌ただしく家を飛び出して行った。衝撃と沈黙の中に残された曾祖母と私、そして二人の前に座り込んだ祖母の「姉ちゃんが危ないかもしれん」とささやいた言葉が耳の奥底に沈んでいった。

母親が姉の看病に付き添った。姉の様子が知りたくて、父親や祖母たちの会話に耳をそば立てた。ことの重大さに子どもながらにつとめて何事もないように振る舞った。それでも時間が経つにつれ、座敷や居間の天井あたりには、妙な静けさと積もるため息がうっすらと靄《もや》をかけているようで、一人でいる時にはなるべく視線を上げないようにしていた。朝の光が机の上を照らしても、筆入れも帽子もランドセルもその位置から動かない。目にうつるたびに足にギブスを巻かれ、ベッドに横たわる姉の姿が浮かんだ。避けるように行った縁側で寝転がり毎日眺めていた夏空の突き抜けるような青色が、悲しい時には今でも瞼の裏によみがえるから不思議である。

やがて状況が落ち着いてくると、日曜日には曾祖母が作る弁当を持って、バスと列車を乗り継ぎ、姉の入院する病院に通うようになった。

曾祖母は出発の時間に合わせて、いつものように料理を始める。当時私の家では、まだ「おくどさん」や「七輪」が活躍していた。料理は火をおこすことから始められ、薪を焼べて、お湯が沸き、お米が炊き上がっていた。炭に火が入り、鍋がぐつぐつと音をたて、網の上に煙がゆるゆると立ち上がり、料理ができあがっていた。あの日まで、姉と私は薪をつつきながらそれを眺めるのが日課だった。炊き上がったお米で三角のおにぎりを作り、卵や魚を焼く。豪華な弁当ではなかったが、便利な今の時代から考えると、手間と思いが込められた弁当だったと思う。

蝉の声が消え、みかんが色づいてきて、少し開いた列車の窓から秋の風が流れ込んでくるようになると、膝の上に置いた弁当がほんのりと温かく、宝物を抱えるような気持ちになった。笑顔の戻ってきた姉の周りで弁当を一緒に食べ終えた後、病院裏の田にコオロギを採りに行こうと誘った母の伸びた髪と少し疲れた横顔は今でも思い出せる。

その年の秋の運動会に両親は来なかった。それを気遣った叔母が駆けつけて、写真を撮ってくれたことと、曾祖母が作った弁当を食べたことだけは覚えている。火鉢に火が入る頃、曾祖母を真似て初めておにぎりを握った。熱いので気をつけろといわれながら握った不格好なおにぎりと手のひらに残った米粒の味は格別だった。

そして年の暮れに姉がようやく退院した。我慢強くリハビリを続け、中学生になるとマラソン大会で入賞するほど回復した姿を知り、担当医師は驚いた。姉の人生にとっても、家族にとっても長く苦しい時間だったと思う。時折姉と二人で、当時のことを話題にすることはあるが、私がおにぎり好きになったきっかけがこの時期にあるということを話したことはない。

曾祖母は私が高校2年生の春に亡くなった。その頃高校に通う通学鞄の中には、毎日母の弁当が入っていた。母親に冷たい対応をした翌日でも、弁当を開けるとおにぎりが並んでいた。昼休みに昨夜の態度を反省しながら食べても、反抗期の息子はそれをなかなか口にはできないものである。悩みが大きい日には、空になった弁当箱が少しだけ悩みを分かち合ってくれたように思う。作った人と対話をしているようで、私はいまだに弁当が好きだ。

先日出張帰り列車の中、駅の売店で買った「おにぎり弁当」を食べながら、ふと曾祖母や母の弁当を思い出した。昨年久しぶりに食べた母の握ったおにぎりのゆるさが気になった。

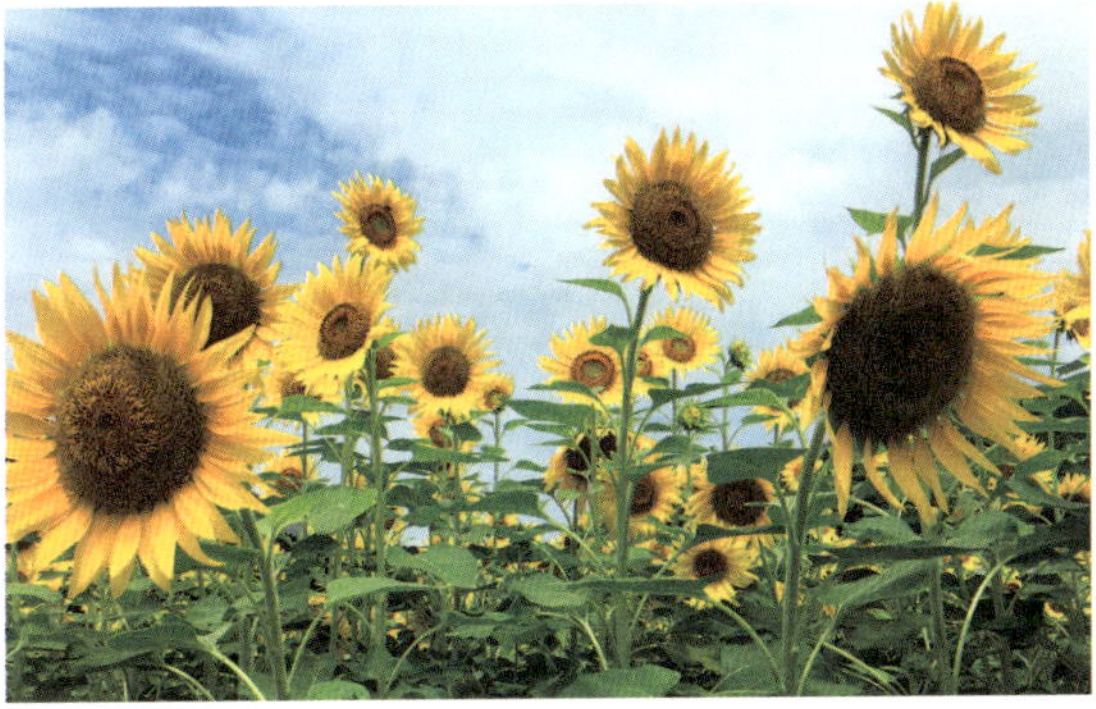

こころのしっぽ

気象予報士が「線状降水帯」の雨雲が「集中豪雨」をもたらしたと解説している。それとは対照的な私の住む地方では、空に雲のかけらも見えず、夏の光の矢が作り出す刺すような暑さと乾きに半ばあきらめながら毎日を過ごしている。診療室の窓から目にする風景は、時刻とともに変化していくが、木々から地面に伸びた少し歪んだ影と、わずかに揺れる木の葉の動きだけが救いのように思われる。

夏の日には、診療が終わる頃に太陽が夕焼けの準備を始めている。歯科診療所西側の玄関ドアを開けると、歯科診療所スタッフたちの車の発進音とコンクリートや地面に蓄えられた熱気が一気に押し寄せてくる。長く暑い夏の一日を耐えた歯科診療所周辺の緑には十分な水の供給が必要だ。

開院した1994年に深刻な水不足を経験し深井戸を掘った。駐車場の拡張工事では植栽に自動灌水器を設置し、残りの庭木の根元の周囲には小さな穴を開けた散水用ホースを横たえ、自家製灌水装置を作製した。その他に小さな工夫を重ねることで木々への水やりに費やす時間は大幅に短縮されたが、鉢植えや盆栽に対しては手作業以外にいまだ方法は見つからない。

　携帯蚊取り器を身につけ、歯科診療所西側玄関へ続く通路の左右に並んだ鉢植えの一つ一つの根元に、木が溺れそうなくらい水を溜め、葉を一枚一枚洗うように水をかけていく。葉に当たる水の音がパラパラと雨音を連想させここちよい。散水ホースを手にゆっくり進む私の前方をハンミョウが3段飛びをするように道案内をする。ハグロトンボ、シオカラトンボ、ヒメアカネなどたくさんのトンボが私に付き合いながら飛んでいく。羽のすり切れたモンシロチョウが葉の上で休んでいると水を止め、葉の上で眠りこけているアマガエルを見つけるといたずら心で水をかける。やがて水滴に夕焼けの赤色が反射するようになり、夕日は一瞬で海にのみ込まれて、夕闇か月明かりの中で作業は終わる。浮かんだ汗と濡れた足元をタオルで拭っていると、遠くから犬の鳴き声が聞こえてくる。

　2年前までは、水やりを始めると自宅の方向から犬が散歩に行こうと鳴いていた。初夏に街灯のない田んぼ道を犬を連れゆっくりと歩くと、螢の小さな灯りがふわふわ飛び交っていた。ある夜一匹の螢が犬の背に止まり、犬に声をかけ立ち止まるとしっぽを嬉しそうに振っていた。もうあの犬の鳴き声を聞くことも、元気にしっぽを振る姿を見ることはない。水やりを終え自宅に帰ると猫が2匹、いつものお気に入りの場所に陣取り、しっぽをゆったりと動かしている。猫の感情はしっぽに現れるので、ご機嫌な状況ということになる。

私は真面目な顔でいるといつも怒っているように思われる。いちいち対応するのも面倒なのでそのままにしていると、「やはりそうなのか」といっそう悪循環を引き起こす。気心の知れた友人は、そのことを知っていて酒を飲みながら「なみやん、怒ったらいかんよ」と軽口を叩く。先日テレビを見ていると、女優の卵たちが口角を上げる「女優スマイル」のレッスンを受けていた。無愛想な親父にもこのスマイルが必要な場面があるのかもしれないと一瞬は思った。と同時に私だけ猫などのしっぽのように「こころのしっぽ」が現れて、頭の後ろあたりでゆらゆら揺れてくれると便利なのだが……とおかしなことも考えた。現実には見えない「こころのしっぽ」というものを顔の表情や後ろ姿などに見つけようとしても難しい。私たちはそれを隠す術を学びながら大人になっている。

大人の時間を長く過ごした私にはどうしても忘れられないいくつかの涙がある。夏の夕刻、いつものように勢いよくかけた水しぶきが鉢植えの葉先に集まって水滴になりポロポロと落ちるのを見ながら、頬を伝っていた大粒のあの涙をまた思い出している。やっと口にした言葉に応えて私はなにをいったのだろう。もし「こころのしっぽ」があって心の中を感知できていたなら――。

　そう思いながら落ちる水の雫に手を伸ばしてみると涙のように温かった。

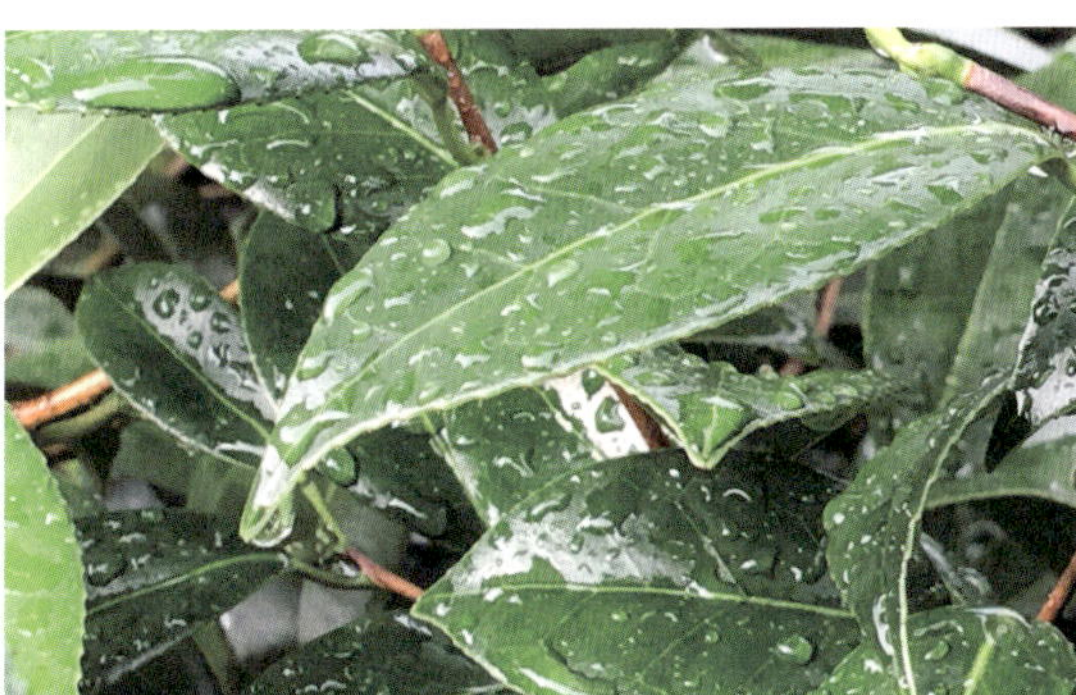

父母ヶ浜

岡山県から瀬戸大橋を渡り、香川県の海岸線を西に辿っていくと、愛媛県に入る少し手前、瀬戸内海に小さく突き出た荘内半島がある。その半島を越え沿岸線を少し進むと、瀬戸内海の原風景を残した美しい遠浅の浜がある。父母ヶ浜《ちちぶがはま》という、季節のうつろい、日の光や月明かり、吹き抜ける風の情勢、空の色にあわせて干潟や波際が表情を変える。

この海岸の水平線に夕日が沈む時、浜に佇み夕焼けに体を預けても、周囲の小高い丘から微妙に色合いを変えていく空や雲、干潟の全景を見下ろしても、夕闇を迎えるまでは言葉はいらない。近くに住む私は、この海岸に夕日が沈むのを感じ取りながら一日を終える。

小学生の頃、夏休みになると自転車でこの浜まで行き海水浴を楽しんだ。干潮時には300メートルの砂浜が続き、素足に触れた焼けた砂の熱さや、湿った細かな砂に潜り込む指の感覚は今でも忘れることはない。波際から離れた潮溜まりに残された生き物を、息を凝らして眺めていると夏の日差しも忘れていた。生活の豊かさに比例するように、打ち上げられてくるゴミが増え、海の汚れがひどくなっていることは子どもでも気がかりだった。やがて中学生、高校生になり、この町を離れ大学に進学すると夕日が沈む浜の情景を思い出すことも少なくなっていった。

長崎に住んでいた1992年、ふとしたきっかけで秋の諫早湾の干潟の絶景を目にすることになった。当時、長崎では諫早湾干拓事業が推進されていたが、その一方で海洋学者たちは干潟の水質浄化作用や豊富な生物の重要性を訴え、反対活動を行っていた。この時初めて生命、地球にとっての干潟の重要性について学んだものの、長崎を去る私には干拓事業の中止を祈ることしかできなかった。

その後1994年に故郷の香川県仁尾町に開業したが、しばらくすると父母ヶ浜の埋め立て計画があることを知り愕然となった。私以外にもなんとか中止にしようとする人たちもいて、数人が集まり「父母海岸を愛する会（ちちぶの会に改称）」を作り、月に一度浜の掃除が始まった。工事計画図面のコピーがどこからか入手され、地元の有力者にも面談をお願いしていると「父母海岸地区江尻護岸研究会」が発足された。この時、私は研究会の一員として会議に出席したが、いっこうに有意義な討論や議論はみられなかった。地元新聞がこれを取り上げ記事に私の名前が掲載されると、ある日の昼休みに強面の二人組が歯科診療所を訪れ、工事推進の書類に署名をするようにと迫って来た。異様な雰囲気のなか、怯まずに自分の意見をはっきりと伝えると、それ以上の出来事は起きなかった。

ことあるごとになにかと教えを乞う先達の一人の繋がりで、香川大学の門谷茂教授（現・北海道大学教授）への面談が叶い、事情を説明すると教室員総出で干潟の生物学的な調査に来てくださった。いただいた調査結果を町役場の担当者に送付したが、返答もないまま時間が過ぎ、やがて紛失したという言葉を聞き、声も出ないほどあきれたことを覚えている。

その後、この浜は「四国のみずべ八十八ヵ所」の一つに選定され、「日本の夕日百選」にも選ばれた。その間「平成の大合併」があり、自治体の体制が変化したことも幸いしたのかもしれない。奇跡的にこの浜は守られた。「ちちぶの会」の発足当時のメンバーは地道に浜の掃除を続け、活動が評価され表彰も受けている。残念なことに、出張の増えた私は十数年間まったく参加できていないが、メンバーが50名を超えたと聞く。

浜の周囲では、数年前から夕日の写真を撮るカメラマンを多く目にするようになった。今年に入ってテレビやインターネットで、風のない干潮時の夕刻には南米のウユニ塩湖のような絶景写真が撮れるという情報が流れると、他県や海外から多くの若者たちが足を運び始めた。もう埋め立てられることはないだろう。浜を訪れる人には宝物のように優しく接してほしい。

この浜を見るたびに今でも諫早湾のことを思い出す。次の世代に伝えるべき重要なものがあることを、あの頃の諫早湾が教えてくれた。

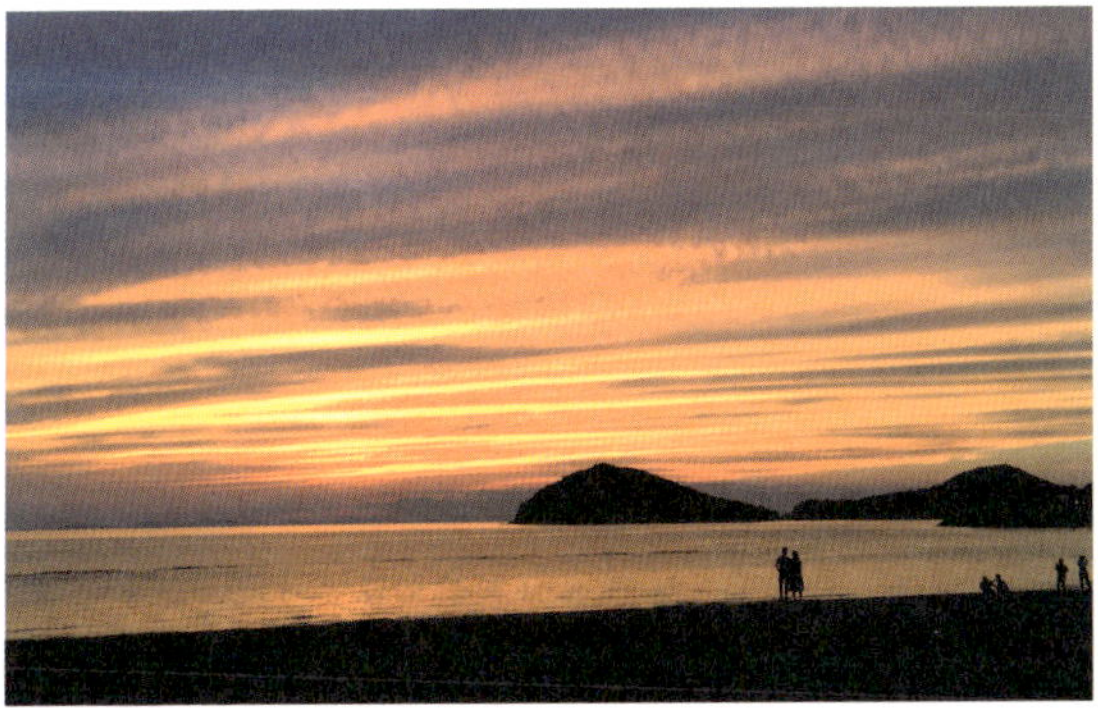

父母ヶ浜

黄金時代

9月2日、セントラルパークの木の間から見上げるニューヨークの空は青い。青キャンパスの上に白い絵の具で横線を引くように飛行雲が滑らかに伸び、やがてやんわりと解けていく。その様を眺めていると、前夜地下鉄の車両で聴いたストリートミュージシャンの柔らかな歌声と野球帽にユニフォームを着た人たちの笑顔を思い出した。日差しが弱まる頃に地下鉄に乗り、ヤンキー・スタジアムに出かけることにした。

野茂英雄投手が海を渡りMLB（メジャーリーグベースボール）を目指したのは1995年、私は開業2年目だった。あいかわらず大小の悩みを抱え、紆余曲折の日々が続いていた私にとっては、野茂投手の活躍はなによりも励みとなった。それに合わせて野球観戦の比重は日本のプロ野球からMLBへと傾き、イチロー選手がシアトルマリナーズに、いちばんお気に入りの松井秀喜選手がニューヨークヤンキースに移籍すると、興味の対象が完全にMLB側に振り切れてしまった。

野球小僧に年齢は関係ない。広大な土地を使い、手に収まるほどの小さな球を追う競技をぜいたくなスポーツだという人もいるが、それに見合う魅力について熱く語れる小僧たちは多くいて、私もその一人に属している。そしてヤンキー・スタジアムは特別な場所である。

チケットを握りしめ、かつて松井選手が活躍したヤンキー・スタジアムのゲートをくぐった。階段を下りて観客席に腰をおろすと、オーロラビジョンに見覚えのある顔が映し出されている。ギターを抱え登場したのは数年前に引退したバーニー・ウィリアムズ選手、イチロー選手が彼に憧れ51の背番号を選んだことはMLB通の間では有名な話である。一瞬の静寂の後、彼がギターで奏でるアメリカ合衆国国歌が夕空に消え、大歓声を合図に対ボストンレッドソックス戦が始まった。打球音とそれに続く歓喜と落胆の声、手拍子とブーイング、試合を盛り上げる効果音や売り子たちの声などが、時に単独で、時に重なりスタジアム全体を飲み込みながら9回までの攻防はヤンキースの敗戦で終わった。有望な若手選手がたくさんいるものの、今のヤンキースにはかつての憎らしいほどの強さがない。

あのバーニー・ウィリアムズが現役だった頃のヤンキースは黄金時代とよばれている。松井選手はその時期に移籍・活躍し、ニューヨークで愛されたのだ。デレク・ジーター、マリアノ・リベラ、ホルへ・ポサダ、アンディ・ペティットといった実力と人気を兼ね備えた4選手がチームの中心にいてコア4（コアフォー）とよばれていた。このコア4の存在こそがチームの幹となり黄金時代が築かれていた。彼らは下積みのマイナー時代をともに過ごし、やがてメジャーに上がりレギュラーポジションを獲得した。与えられた立場で役割を果たしながら監督やチームメートから頼られ、なによりもお互いがもっとも信頼し合っていたといわれている。この4選手の引退により黄金時代は終わったが、観客席ではいまだに彼らの背番号をつけて応援するファンも少なくない。

観客たちの帰る行列に並び、敗戦を少し嘆きながらその懐かしい背番号を眺めていると、先日開業して間もない若い歯科医師から、信頼される歯科診療所の条件を尋ねられたのを思い出した。今度飲みながら彼にヤンキースのことを熱く語ってみよう。院長が選手兼監督として、理想の医療を掲げ、それに近づきたいと一緒に歩むコア（核）となる人たちが必要だ。ともに苦労しながら少しずつ技術や知識を身につける。それを活かしながら仕事を長く続け、患者や同僚から信頼されていく、そのような歯科衛生士、歯科助手や受付が長く勤める歯科診療所には、きっとヤンキースのような黄金時代が訪れる。そしてこれは歯科医療に限らず成功している組織の条件なのだと思う。

そう考えると、私の歯科診療所には長年ともに歩んでくれたコアとよべる信頼できるスタッフたちがいて、間違いなく黄金時代にあるのだろう。歯科診療所でのさまざまな出来事やスタッフたちの顔を思い浮かべていると、目的の地下鉄駅に着いた。黄金時代を続けなければと思う。

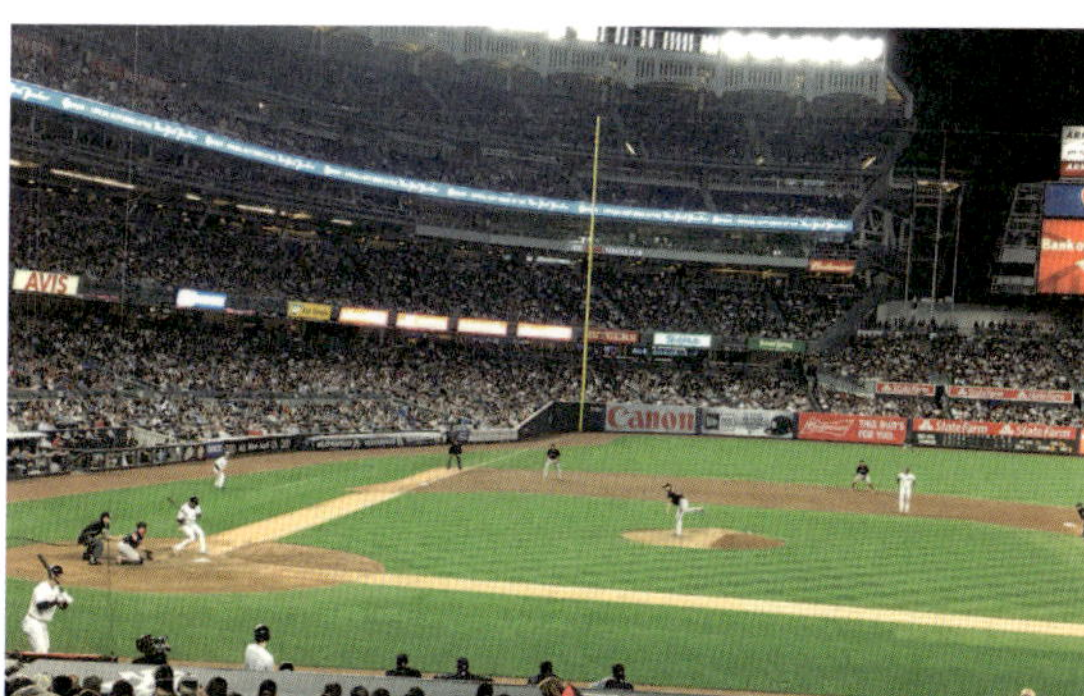

短い秋

東側の山際が淡黄色に輝き始めている。玄関の前に立つと竹の小枝がかすかに揺れ、幹に重なる葉の隙間をすり抜けてくる光には秋の兆しが感じられた。その場所から歯科診療所までの毎朝の百数十歩は、季節の移り変わりが感じ取れる大切なひと時である。時間と心に余裕があれば時には立ち止まり、風を感じながら雲を見上げ、木々に触れ、木の葉を拾い、子どものように道草をする。

9月下旬の月曜の朝、ミーティング前に医局に行くと、壁に貼った大きなカレンダーに目が留まった。2週間内に東京方面へ四度、それから北陸へ、続いて週末ごとに九州への三度の出張予定が記載されていた。その間健診や小学校での講演などもある。尋常でない過密スケジュールの幕開けを気にしながらその週が始まった。

東京への出張には新幹線を利用することが多い。指定の時間に間に合うように、前日の診療が終わると慌ただしく準備を行い最終便に乗る。日帰りの場合は、始発に乗り終電で帰宅することが多い。たいへんそうに見えるが、この時刻の新幹線や列車の乗客は出張の人たちの割合が高く、私にとっては昼間の便よりも居心地が良い。パソコンと向かい合ったり、書類や論文を手にしたりする人もいて、もし知り合いであれば、CMのように「ご苦労さま」と缶コーヒーの1本でも差し出したい気持ちにもなる。時としていびきがどこからか聞こえてくるが、疲れているのだろう、ほんの愛嬌と許せる気分にもなる。

ハードな東京方面への出張の後、北陸の初めての町に足を運ぶことになった。最短時間となる交通手段を調べたが、始発でも待ち合わせの時刻に到着できないことがわかり、大阪で前泊することにした。翌日目覚めると、昔好きだった洋楽の曲が頭の中を回っている。環境の違う朝には時々この現象が顔を出すが、一日の始まりとしては上々といえる。いつもより軽やかな足取りでコーヒーを手に特急に乗車した。乗客はスーツ姿と観光客と思しき人が半々で、私は本を片手にご機嫌な時間を過ごしていた。しかし、しばらくすると通路の向こうの座席から客室の床に響き渡るようないびきが聞こえだす。その大きさに朝から頭の中に浮かんでいたあの曲は一瞬でどこかに消え去った。イヤホンを装着し、音楽でなんとか遮断しようとするが効果は得られない。気にかけないようにと念じるものの、愛嬌でやり過ごせるレベルではない。仕方がないのでイヤホンを外してみると、時々長く呼吸が止まっているのがわかる。1時間もそのことに気を取られているとようやく金沢駅に到着した。プラットホームでキャリーバッグを引き歩く男性に、「睡眠時無呼吸症候群と思われるので早めに専門医で検査を受けるように」と、助言することをためらっていると足早に人込みに消えていった。いまだにあのいびきが気になる。

港に面する町役場で仕事を終え、帰路は最寄りの駅から列車を乗り継ぐことにした。タクシーに乗車すると駅までに40分以上はかかるという。車の窓からススキや柿の実を見て「秋だな……」と考えていると、運転手がバックミラー越しに「今年もう松茸は食べましたか」と声をかけてきた。それから秋の美しさや味覚談義が始まり、とにかく秋がいちばんと結論づけた頃、田舎の小さな駅に到着した。

夕闇が包む駅前のベンチに座り、ひんやりとした秋の空気の中で列車を待った。乗車したラッピング車両には、高校生が乗り込んできて通学列車となっていった。いつもの終電の雰囲気とは違う。片隅の席に座り目を閉じると、40年以上前、高校に通っていた瀬戸内海沿岸を走る列車の秋の空気がよみがえる。近いうちに通学時間の列車に乗り秋の海を眺めてみようと思いながら、列車を乗り換えた。

その週末から2週連続で台風が襲来し、気がつけば落ち葉が風に舞っている。台風の威力は凄まじく玄関先で竹が2本根元から倒れ、通学列車が走る瀬戸内海に面した堤防が崩壊した。私の今年の秋はせわしく、瞬きするように過ぎ去ったが、異常気象で日本の秋が確実に短くなっているのが気がかりである。

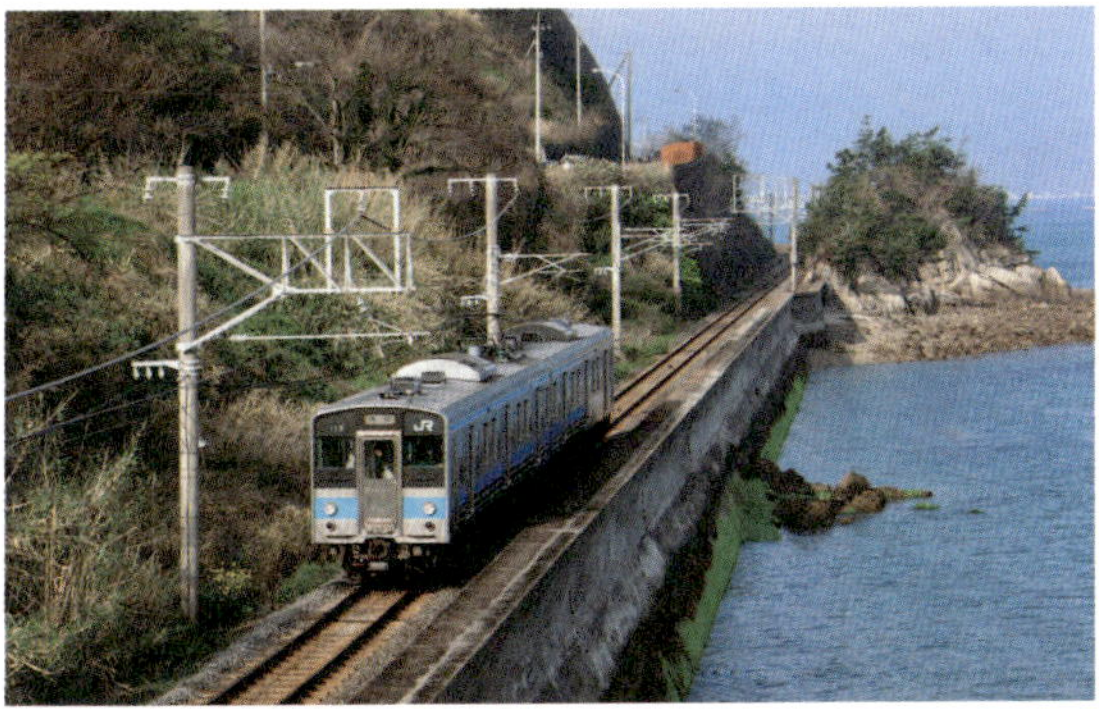

歌姫

年の瀬も押し迫った寒い夜、住宅街の一角にある初めての店の暖簾をくぐった。情趣のある佇まいの中に足を踏み入れると、「なかなかいいよ」と薦めた友人の笑顔を思い出した。疲れのせいか、体調に問題があったのか、早々と酔いが回り始め、閉店時間の頃にはろれつが少し怪しくなり始めていた。店までタクシーを呼び、同伴した二人を駅前で降ろして自宅の住所を告げると、一気に眠気が襲ってきた。運転手に道順を説明して目を閉じドアにもたれると、頬に触れる窓ガラスの冷たさがここちよい。ラジオ番組でアナウンサーが、台風なみの爆弾低気圧の被害について伝えている。北海道では高波と暴風で灯台が倒壊したという衝撃的な内容だが、酔いで半分麻痺した脳には、AMラジオ放送の少しこもった音質が懐かしい。頭の中で「昭和の音だ」と声がした。

1975年頃、中・高校生だった私はラジオの深夜放送に夢中になっていた。田舎の真夜中は、いつも水を打ったような静けさに覆われる。自分の部屋でラジオパーソナリティのトークと音楽が響くと、日常とは違う空間が作り出された。

読み上げられる投稿はがきの内容に小声で笑い、好きな曲が聞こえるとラジオに耳を近づける。それは大学を卒業するまで続いた。

タクシーの中の「昭和の音」が、昔のパーソナリティの語り口や好きだった曲を思い出させて、それが別の記憶を呼び起こし、連想の流れが始まる。大学時代の思い出にたどり着いた頃、見慣れた駐車場に到着した。

院長室のエアコンのスイッチが気になった。歯科診療所に入ると安心したのか、うっかりそのまま寝入ってしまった。目覚めると目が冴えて眠れない。ゴソゴソと部屋の大掃除を始めることになった。新聞配達のバイクの音が朝を告げる頃、机の上に積み上げられた書類の山の中から、折り目の付いた中島みゆきのコンサートチケットと舞台「夜会」のチケットが顔を出した。そこで手が止まる。パソコンを立ち上げ YouTube で「中島みゆき」と検索すると、また懐かしい「昭和」の思い出に引き戻されてしまった。

中島みゆきが深夜ラジオ番組のパーソナリティとして登場したのは、私が薬科大学に進学した1979年4月だった。その後再受験を考えていた私は、彼女の歌の世界と番組での語り口のギャップに驚きながら、毎週火曜日未明を心待ちにしていた。番組は歯学部を卒業した1987年3月に終了し、私は青春時代の終わりを告げられた。その間新譜のレコードをそろえ、コンサートにも出かけた。他のミュージシャンの音楽に魅せられても、彼女の歌は私にとっては特別なものだった。やがてバブル時代が到来したが、大学院生だった私の貧乏生活はあいかわらずで、研究や診療に追われて音楽を聞く余裕もなくなっていった。

それから十数年経ち、故郷で開業歯科医となった私の部屋には、さまざまなジャンルのCDが山積みになっていた。ある日、中島みゆきの「EAST ASIA」というCDが目に留まった。バブル崩壊期間に発表され、結婚式でよく歌われる「糸」が入ったCDである。車に持ち込み何気なく聴いていると「二隻の舟」という曲にこれまでにない程の衝撃を受けた。私が歳を重ねたせいかもしれないが、昔感じた感覚とはまったく違う。買い逃していたCD、DVDを大人買いし、中島みゆきだけの曲を聴き1年間を過ごした。生活のひとコマから男女の心情、働く人々の姿までを、巧みに切り取り、比喩し、朗々と歌い上げていた。そしてまた「やはり歌姫だ」と思いながらYouTubeをクリックしている。

12月夜、大阪フェスティバルホールで聴いた中島みゆきの歌声を胸にしまい込み、深夜の列車で瀬戸大橋を渡っていると、瀬戸大橋を架けた男とよばれる杉田秀夫さんの言葉が浮かんできた。「人生の価値とは何か、偉大なる人生とは、どんな生活を言うのか。これは非常に難しい問題。瀬戸大橋を作るよりも難しい」。この雄大な橋を、毎日たくさんの人々が喜びや悲しみや悩みを抱えながら渡っている。「地上の星」のイントロが頭の中を流れ始めた。

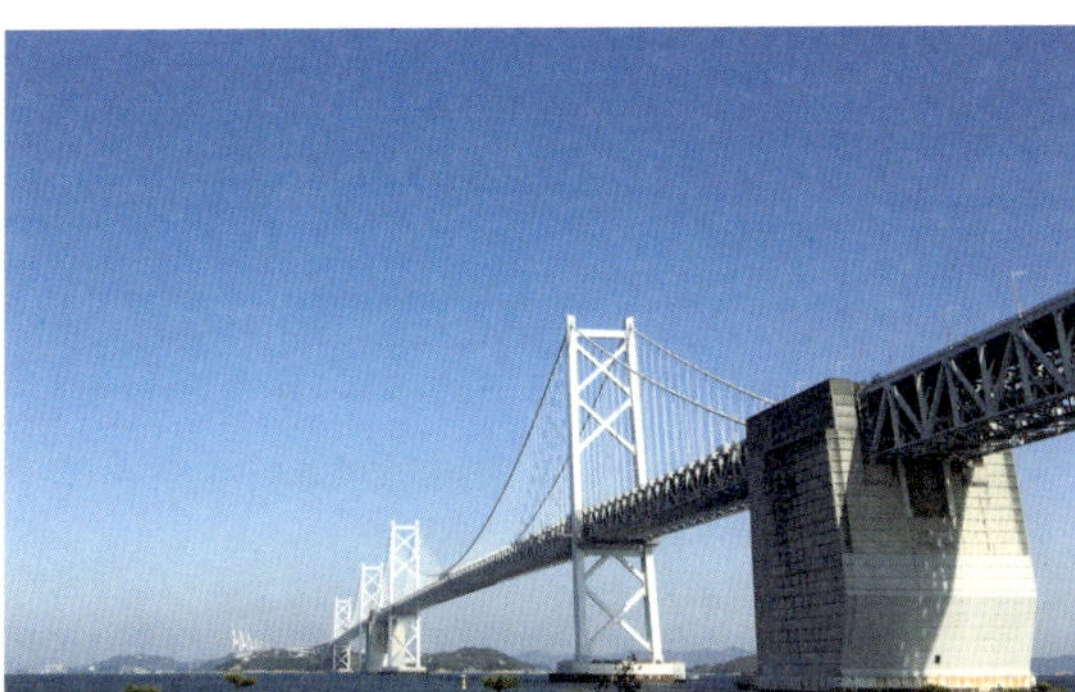

1月25日

たわいもないのに煩わしい、そんな出来事が次々と身にふりかかってくる日がある。その日はそういう日だった。早朝、2階の窓から北側の川を見下ろすと、川面を氷が覆い、川岸の枯れ草も、稲株が並ぶ田も、寒々と白い霜に覆われていた。室外の肌を刺すような冷たさを想像すると、新聞受けまでの距離がいつもより遠く思えたが、首をすくめて玄関から小走りに飛び出した。次の瞬間、小さな段差を踏み外し向こう脛を思い切り打ちつけ、激痛に「ぐう」と一言、その場にしゃがみ込んだ。静けさに覆われ、屈託のない鳥の声だけが頭の中で響いていた。痛みのために寒さのことは忘れてしまった。

脚をかばいながら歯科診療所まで歩き、気晴らしに温かいコーヒーをと考えたが、お気に入りのパックが見当たらない。やむなく入れた紅茶を半分程飲み、休みである午後からのスケジュールをあれこれ思案していると診療が始まった。

午前中の診療はスムーズに流れ、正午過ぎに院長室に戻ると机の上の飲みかけた紅茶が目に留まった。コーヒーなら飲み干すのだがと思いながら、左手に本を数冊抱え、右手にカップを持ち、2階の控え室に運ぼうとした。その途端、抱えていた本が滑り落ちそうになり、それをかばおうとした右手からカップが落下した。お気に入りの慣れ親しんだカップの亀裂を撫でながら、今日はそういう日なのだと、気づき始めた。

しかしそれだけでは終わらない。昼食に入った店で割り箸の袋を勢いよく破ると、親指の爪の間に爪楊枝が突き刺さった。ここまでくるかと、苦笑いをしながらスマホを覗き込むと着信歴がある。昨夜遅く返却したレンタルDVDのケースの一枚が空だったとの伝言である。もう笑うしかない。

宮沢賢治の父親のことを書いた本が気になっていたので、レンタルビデオ屋に返却に行ったついでに購入しようと気を取り直した。そんな日の車の運転は、慎重かつ速度は控え目が望ましい。駐車位置も店舗入口近くにせず、より安全性の高そうな場所を選び、周囲に目を凝らしながら歩いた。

そのおかげかどうかはわからないが、モヤモヤをふきはらうおもしろいシーンを目撃し、ほくそ笑んでしまった。下半身のどっしりした母親らしい女性の後を、よちよち歩きの子どもが追っている。二人の周りをさまざまな年齢の、装いも違う男女が重なるようにすれ違っていく。母親がスマホで会話をしながらゆっくり立ち止まった。子どもも立ち止まると思っていると、横を歩いていく下半身のどっしりした男性の後について歩きだした。その男性は母親とはまったく違うパンツの色だが確かに体型はよく似ている。即座に昔生物学で習った学習現象の一種「刷り込み（インプリンティング）」という言葉と、生まれた直後に目の前で動いて声を出したものを親だと覚え込み、その後を追いかけるマガモの姿を思い出した。

帰り道でなにかの拍子に1月25日であることに気がついた。するとまたあの子どもの歩く姿がよみがえる。「刷り込み」という現象は、歯科保健医療の専門家を含めてほとんどの職種でみられる。私は最近若者たちに、大学で受けた教育内容、若い頃に出会った人、最初に勤務した職場によって生き方が左右されると伝えることが多い。

たとえば1月25日が歯科界、いや人類にとっても記念すべき日であることを理解している保健医療の専門家が日本にどれ程いるだろう。帰宅すると、学生時代の私に「刷り込み」をした恩師から「今日は世界中ではお祝いメッセージが飛び回っている」とメールが届いていた。１９４５年1月25日、人類はう蝕予防を目的としたフッ化物応用の第一歩を踏み出した。その日、グランド・ラピッズ（米国・ミシガン州）で水道水フロリデーション（水道水フッ化物濃度調整）が始まった。

翌々週もまだ日本列島は寒波に覆われ、数年ぶりの雪景色になった。一人で雪の上をゆっくり歩き振り向くと、年月の経過を刻み込むように足跡が鮮やかに残っていく。これまでの自分の道に悔いはないが、私から「刷り込み」を受けたスタッフや後輩たちに「歩んできた道はどうだ」と尋ねるにはもう少し時間が必要かもしれない。

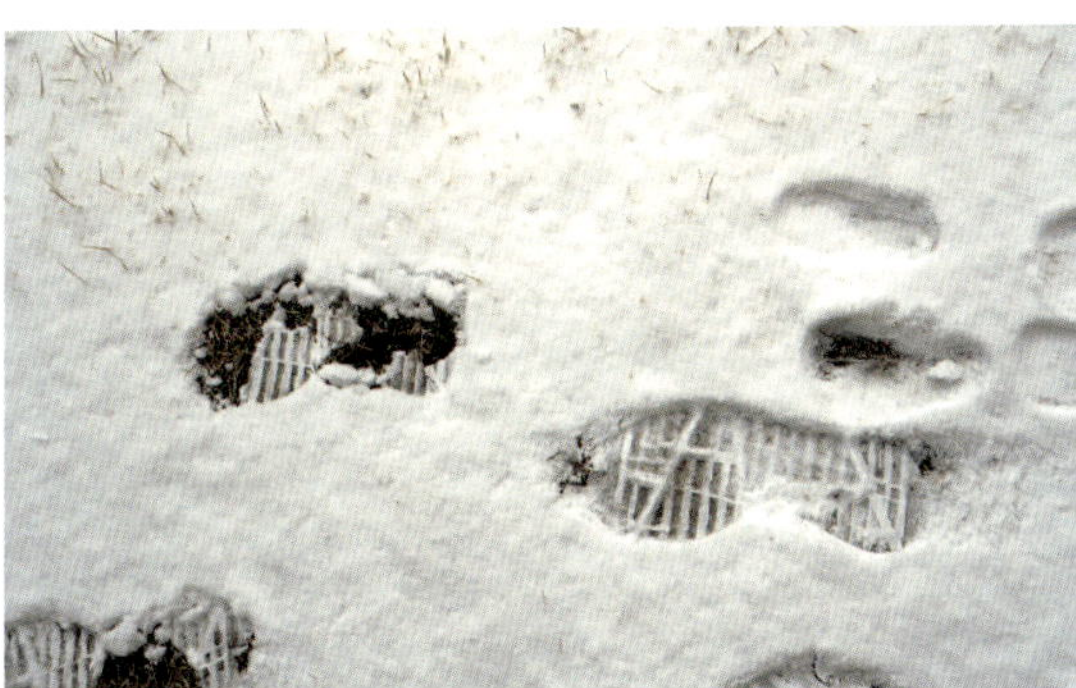

1月25日

地球の悲鳴

医局前の廊下に沿った大きな窓のブラインドを開けると一日が始まる。その時刻、窓が切り取る田園風景の中を集団登校の小学生の列が小さな歩幅で歩いていく。この十数年間、揃った足の運びに変わりはないが、列の長さは年々短くなっている。

私が小学生だった頃、といってももう半世紀も前の話であるが、この時刻になると四方八方から、子どもの長い列が木造の校舎を目指していた。そして列の中には一人くらいはいたずら好きの子どもがいて、列からはみ出しながらなにやらよからぬことを考えていた。当時冬の寒さはもう少し厳しく、1月、2月には毎日のように氷が張り、いたずら坊主の小道具になっていた。そんな動きをする子どもは見受けられないし、氷が張る朝が少なくなった。

気候の振り子は大きく振れている。大寒波の中で平昌オリンピックが始まると毎晩中継に釘付けで、しかも会心の笑みに浮かび上がる口元に真っ先に目がいくのは職業病である。流れるように足を運ぶスケーターを応援しながら、氷上を滑れる原理にはいくつかの説があるが、十分な解明はされていないなどと、ウンチクを傾ける相手は残念ながら見当たらなかった。

スケート女子団体パシュートで日本が金メダル獲得すると、日本中が歓喜に包まれた。そして日本チームの世界最速の秘密の一つが、空気抵抗を減らす「一糸乱れぬ隊列」であることが繰り返し報道された。専門家の解説にキャスターは大げさに反応する。その表情を見ながら、渡り鳥の「V字隊列」には、体力を温存するためにもっと複雑で人知を超えたメカニズムがあることを解説する番組もありだろうと、穿った視点をもつ私は偏屈者なのかもしれない。

渡り鳥は先頭の鳥の羽ばたきで生じた空気の渦を、うまく利用しながらエネルギーを温存し飛行を続けるのだ。そうしながら命を繋いできた。先頭の鳥が作り出す空気の「波」を後方の鳥は的確に捉え、空気が吹き上がった時に大きく翼を広げて浮き上がり、吹き上げがなくなった瞬間に羽ばたいている。列は空気の渦を乱すことなく羽ばたき、エネルギーを温存している。そればかりか、2羽一組で飛行する場合も、エネルギーを奪われる先頭位置と節約できる追随位置との時間配分を調整しながら交代で飛行しているのだ。この協力理念は3羽以上の集団飛行でも浸透していて、ずっと後ろで滑空し先頭には立たないというズルイ奴はいないことがわかっている。厳しい自然界の中で生き残るために必要な鉄則ができあがり、受け継がれている。これをチームの理想として歯科診療所内ミーティングで語るのはどうだろう。

オリンピックが終わると春一番が吹き荒れた。観測史上最大の風速と報道されたが、どの季節でも風の強度は年ごとに強まっていて、夜中に風の音で目が覚めると、地球の悲鳴のように思えてならない。地球温暖化や気候変動の影響が身の回りで確実に実感できる。協力しながら長い旅を続ける渡り鳥だけでなく、自然界の動物たちは、私たちより敏感にそれを感知していて、もしヒトの言葉が話せるならば、間違いなく「地球の危機」を訴えるに違いない。

翌朝表に出ると、歯科診療所の西側に並ぶ椿の植木鉢が同じ方向に倒れていたが、メジロの群れはいつものように蜜を求めて飛び交っていた。院長室に戻り新聞を広げると、「北極の冬　記録的暑さ　例年比30度超高い日も」という見出しが目に飛び込んできた。今年1月の北極海の海氷面積は、この時期としては過去最少を更新したと書かれている。北極海に氷がなくなると、太陽の入射エネルギーが宇宙へ反射される率は60％から10％に減少し、北極海および地球全体の温暖化は加速される。また地球にとって不可欠な北極海の空気調整機能も失われ、さらに温暖化に拍車がかかるであろうことを、高明な学者たちは叫び続けているが、その声はどこまで届いているのだろう。

その朝も子どもの列は変わりなく歩いている。地球温暖化という大きな課題を、あの子どもたちの小さな肩だけに乗せるには重すぎる。エアコンのスイッチは入れずに通り過ぎた。

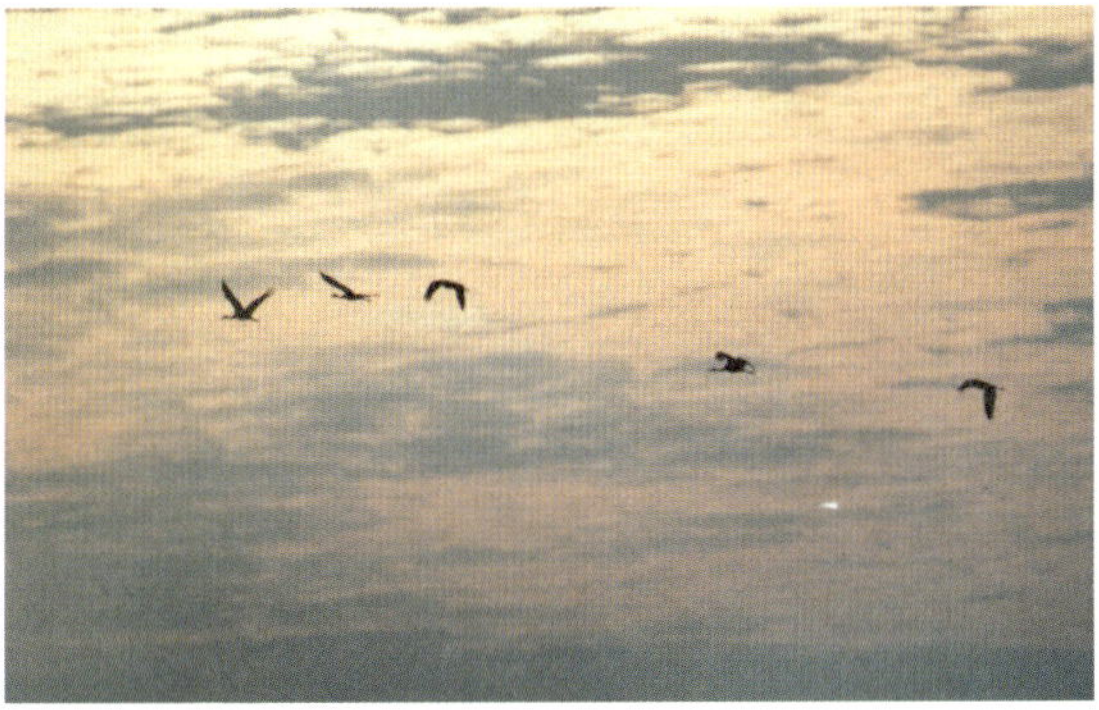

足音

3月下旬の夜明け前、ほの暗い静寂をかき乱す猫の足音で目が覚めた。小型の蹄鉄でも着けているようにパラパラと音を立て、自由奔放に疾走する姿が目に浮かぶ。日頃の振る舞いに表れるガサツな性格は、よくある猫のイメージからはかけ離れているが、私はこの短足三毛猫を憎めずにいる。

スマホで時間を確かめた後、おもむろにベッドに腰掛けると冬が残した寒さが体を覆う。まだ続いている猫の溌剌とした動きを羨ましく思いながら、やんわりと左足に体重をかけ立ち上がってみた。少し前からこの動作が一日の始まりとなっていて、まだ痛みがあるものの、日ごとに症状は緩解している。

昨年の初夏あたりから左足のかかとが痛むようになった。朝起きた直後、体重をかけると痛みがあり、それをかばいながら歩いていると、診療の始まる頃には痛みを感じなくなっていた。スポーツジムでのトレーニングによる負荷が原因だと疑い、調整してみるものの、症状が消えることはなかった。夏休みに入り仕事を休むと、痛みはほとんど感じなくなったので安堵していた。ところが秋から冬にかけて状況は悪化し、日中でも痛みで足を引きずるようになってきた。医学書やインターネットからの情報と、自分の症状を照らし合わせると、足底筋膜炎と考えられた。スポーツ選手に多く、特に長距離や踵のステップを使うスポーツに目立つと書かれていた。

十数年前、高校時代の同級生からチェアサイドで「診療室でどれくらい歩いているか調べてみて」と万歩計を差し出されたことがあった。彼女は診療チェアで歯科衛生士の処置を受けながら、私の履くドクタースリッパが発する足音を、私があの猫の足音を聞くような感覚で耳にしていたのかもしれない。万歩計を装着してみると、診療室で一日平均８０００歩程の足音をたてていた。そのことも思い出し、診療室で愛用してきたスリッパをやめ、ランニングシューズにインソールを敷くと、痛みは確実に消退し始めた。

足に痛みを感じるようになってから、自分の足音に耳を傾けるようになった。星空の下を歯科診療所から自宅へ歩く足音が響くと、小さい頃聞いた父親の足音がよみがえってくることがある。７年前に亡くなった父親の足音には特徴があった。夜中に遠くから帰宅を知らせるように近づいてきて、突き当たりにある坂道を上るとやがて門を開ける音がした。布団の中からその足音を幾度となく聞いた。2006年頃、学生時代には長距離陸上選手として活躍し、健脚が自慢だった父親の足の運びに急速に変化が現れ、足音がとぎれるようになり、やがて介護が必要になった。母親が軽トラックに荷物を詰め込み、海岸沿いの道を毎週介護施設へと通ったが、二度とあの足音を聞くことはなかった。日ごとに父親の表情や声が私の記憶から薄らいでいくのに、なぜか足音だけはそのままである。

猫の足音で目覚めた日の午後、坂の上にある病院へと訪問診療に出かけた。父親のいた施設のことを思い出しながら4階の相部屋の病室を覗くと、患者が窓際のベッドに腰掛け待っていた。時折会話を交わし義歯を調整していると、半分開いた窓のカーテンをゆるりと揺らせながら風が忍び込む。窓の外に目を移すと竹林の横の大きな桜の花が満開で、春は足音もなく大股で訪れていた。処置を終え病院の階段を下り、駐車場まで歩きながら見上げると春の青空が広がっている。歯科診療所に戻り、裏の川岸を歩いてみようと考えた。白衣を脱いで一人でゆっくり歩を進めると、スミレとオオイヌノフグリの青紫色にタンポポの黄色が添えられて、確かに春はそこに佇んでいた。

その翌週の昼休み、訪問診療をした患者の娘さんが歯科診療所を訪れた。診療に行った翌日に患者が息を引き取ったという。午後の診療をしていると、頭の中に「先生ありがとう」と頭を下げた患者の表情と「また来週来ます」といった私の言葉が、繰り返しよみがえっては消えていく。窓から遠くを眺めると城跡の桜の花色にも陰りが見え始めていて、駆け足で過ぎ去っていく春の足音が聞こえるように思えた。

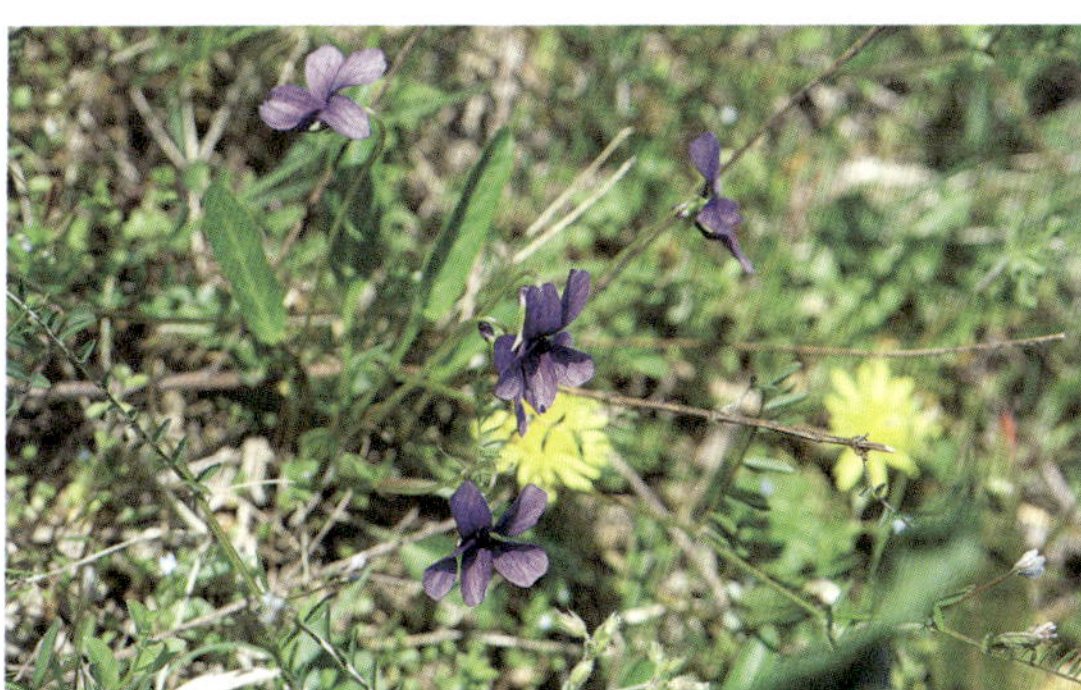

万年筆

診療を終えた院長室の窓ガラスには、冴えない表情を浮かべた自分の顔が映っていた。社会保険診療報酬改定にともなう提出書類を埋めていくと、文字が年々下手になっているのがわかる。生活のすべての場面にパソコンが浸透し、整った美しい文字列に目がなじんでいるからだと苦しい言い訳をしてみたところで、あまりにもバランスが悪すぎる。そもそも急いで書いた自分の文字を読み返そうとした時に、解読時間が必要なことすら珍しくない私には言い訳をする資格などないだろう。その日もゆっくりとできるだけていねいに書いてはみたが、苦笑いしか浮かばず、疲れを理由に早々に作業を中断した。歯科診療所の西側のドアを開けると、細い三日月と星々を浮べた滑かな黒色が天空を覆い、その流れそうな墨色が万年筆のボトルインクを思い起こさせた。

その手があったかときびすを返し、机の奥の引き出しから使い込んだ万年筆を取り出した。かつてこの万年筆の太めのペン軸は右手になじんで、指先でなぞるような感覚でペン先が動かせていた。それに期待したのだが、インク詰まりは予測どおりで、それ解消しようとぬるま湯を入れた容器にペン先を漬け待つことにした。その間さまざまな思い出がよみがえり、込み上げてくるものは徐々に大きくなり、椅子に深く腰掛けしばらく天井を眺めていた。

私が中学校に進学したお祝いにと、東京の叔父から贈られたこの万年筆を使い、受験票や履歴書、大切な手紙など、人生の節目や岐路となる場面ではていねいに文字を綴った。受験勉強や大学での試験勉強、大学院時代にも行き詰まると、この万年筆で重要な文字を書き並べ、眺め、対応や作戦を考えた。思い返すと苦楽をともにした戦友のような存在だったといえる。

平成生まれの読者諸氏には信じられない話かもしれない。私が小学生だった1960年代後半には、万年筆は若者の憧れだった。テレビでは「はっぱふみふみ」などと万年筆のCMも流れていて、万年筆を胸のポケットに挿すだけで少し大人に近づいた気分になれた。その頃、東京の出版社に勤めていた叔父が帰省すると、会話の途中でジャケットの内ポケットから取り出す万年筆のペン先の動きに東京という憧れを重ねながら、羨望の眼差しで見つめていた。私の視線に気づいたのか、叔父が進学祝いに万年筆を贈ると宣言した。母親の弟である叔父は、私にとっては兄に近い存在で、祖母が若くして他界したこともあり、叔父も私の母親を半分自分の母親のように慕っている。母親も叔父のことを時々「あの子」と呼ぶ。

大学受験のために上京した私を東京駅まで迎えに来た叔父は、「社会見学だ」と新宿ゴールデン街の行きつけの飲み屋に連れて行き、「甥っ子が来たよ」と紹介され、学生服姿の私はカウンターでお茶を飲んだ。今でも東京駅に降り立つと時々、学生服を着た自分と叔父の姿を思い浮かべ、あれから40年の月日が流れたという現実感が失われそうになる。結局私は東京とは縁がなく、叔父の近くで生活することはなかったが、遠くで暮らしていても、折に触れ気にかけ、力づけてくれた。電話の向こうから話しかけてくる言葉に対して、私は短い返答をするだけだったが、時間が経ってもその声がふとよみがえってくる。

そんな叔父の文字には、独特で味わい深い特徴がある。宛名や文章のほんの一文字を見ただけで、叔父からの便りやファックスだとわかる。万年筆で書かれているその文字にも励まされてきた。「貴兄」から始まる文章は、必ず「くれぐれも体に気をつけるように」との言葉で結ばれていた。

ところが7年前、突然叔父から所蔵していた大江健三郎氏の直筆サイン本などが届けられた。お礼文を書きながら心の片隅に少し不安を感じてはいたが、しばらくして入院したとの連絡が入った。それ以来届くのは、味気ない短いメール文になった。私は叔父からのハガキやファックスを、机の右隅に置いたまま、特徴のある文字に話しかけるように回復を祈っている。そしてインクの出るようになった万年筆をその横に並べて置いた。

とはいえ、残念ながら手になじんでいるはずの万年筆で書いても、私の文字はやはり下手である。

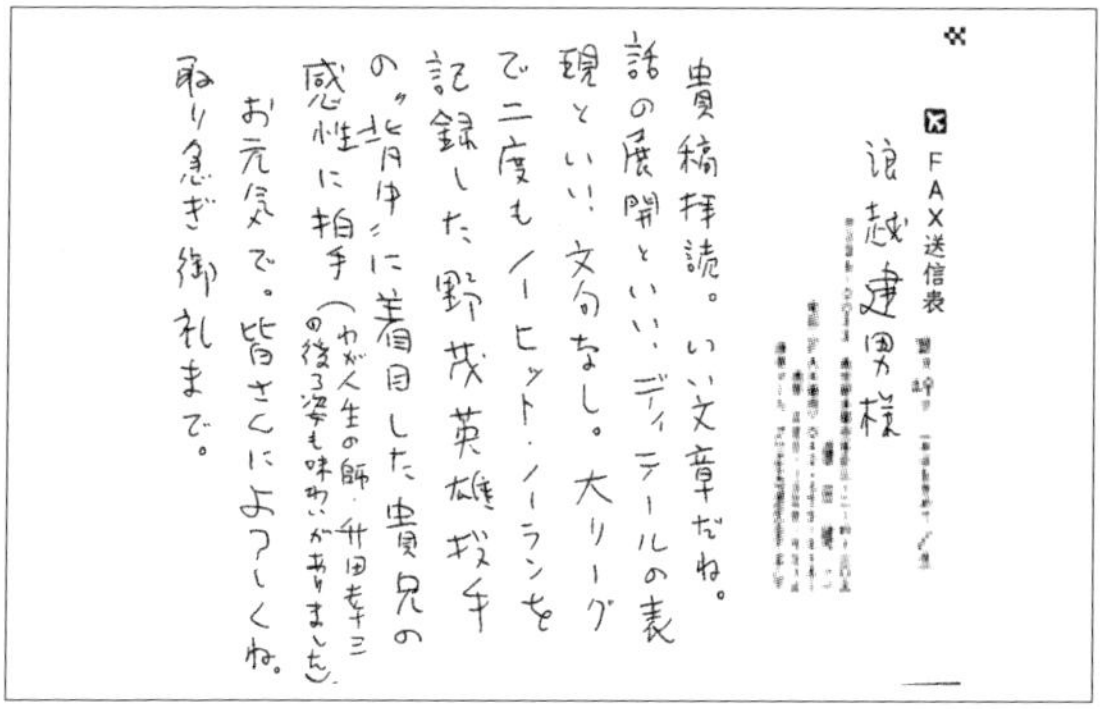
FAX送信表
浪越建男様
貴稿拝読。いい文章だね。話の展開といい、ディテールの表現といい！文句なし。大リーグで二度もノーヒット・ノーランを記録した野茂英雄投手の"背中"に着目した貴兄の感性に拍手（わが人生の師・升田幸三の後ろ姿も味わいがありました）。
お元気で。皆さんによろしくね。
取り急ぎ御礼まで。

名前

春の光が染み込む石段で足を止めた。幼稚園の玄関前にある大きな欅を見上げると、青空に伸びた枝葉が光を通し、濃淡のある緑色の小片が昔長崎の教会で目にしたステンドグラスを思い出させた。新学期には必ずこの木を仰ぎ、一年が過ぎたことを実感する。園舎に入ると歯科健診の準備が整えられていて、やがて私の前を不安と好奇心の入り混じる子どもの列が蛇行しながら進みだす。教諭が呼びかける子どもの名前を耳にして、私は時折「あなたの名前は漢字でどう書くの?」と心の中でつぶやいて、記録表の氏名欄を横目で覗き込む。「キラキラネーム」が定着し、昭和の時代には想像すらしなかった名前に出会うことも珍しくなくなった。

その夜テレビのスイッチを入れると、各界で活躍する人の父母や先祖がどんな生き方をしたかを徹底調査し、本人も知らない秘話を紹介するドキュメンタリー番組が放送されていた。そこには、今日の子どもたちとは対照的な古風な名前ばかりが登場する。私は近所の長老から受け取った「浪越氏系図」の写しのことを思い出し、自分に繋がる人たちの名前を確認することにした。物部参議元顕の三男・物部兵部信顕という人が花山院即位元年（984年）に浪越と名乗り始めたらしい。続いて久顕、勝豊、教重……私が37代目になることが記載されていた。月日を埋めている名前はどれも堅いイメージではあるが、現代でも使えそうなものも含まれていた。それを眺めながら「キラキラネーム」の流行は日本の歴史上でも大きな出来事なのかもしれないなどと考えた。

職業柄、毎日さまざまな世代の名前を目にするが、名前を見るとおおよその年齢が予想できる。しかも自分の周りに同じ名前の人がいれば、無意識のうちにその人の容貌や性格、人柄を重ね合わせてしまう。数年前、大学の後輩と同姓同名の女性患者が来院し、いつも真摯に仕事に向き合っている後輩の姿が即座に浮かんだ。二人の間には容姿や声、おそらく性格にも共通点がなく、それが私にはなんとなく妙に思えた。後日この後輩にそのことを告げると、「先生、私の名前なんか日本に2000人はいますよ」と笑っていたが、名前に重ねるイメージはいろいろな人に出会いながらできあがっていると思う。

翌日も午後から隣接する小学校に足を運んだ。校舎の中にかすかに漂う給食の匂いが一瞬にして十数年前の出来事を思い出させた。季節は今頃、小学校低学年だった息子と学校給食が話題となった。喉を通らない献立があるという。なにかと尋ねたが、名前が定かではないらしく窓の外を見ながら考え込んでいた。しばらくして出てきた言葉が「マタヌゲギ」、そしてその特徴と食感を子どもながらに精一杯に表現した。あれこれ思い当たる料理を想い浮かべた後に「あっワケギヌタ」というと「そうそう、それっ」と微笑んだ。確かに「ワケギヌタ」を今日から「マタヌゲギ」と名前を変えるといわれたところで、それ程違和感がない。「なるほど子どもにはちょっとキツイ料理かな……」と思いながら、音の並びや響きそのものも物や人のイメージをつくり上げていて、言葉の不思議さにあらためて気づかされた。

その日も歯科健診が始まると徐々に名前が気になりだした。直前に「マタヌゲギ」が浮かんだことで、興味は漢字のつづりよりも名前そのものの響きやそこから受ける印象のほうに向けられた。子どもの名前の漢字が読めないことは珍しくなくなった。どう考えてもミュージシャンやアニメのキャラクター名に漢字を当てはめたと思える。日々の生活の中で違和感もなくなるものだろうか。

連日の春の日差しは強く、夕方鉢植えに水やりをしていると、ハグロトンボが羽を休めていた。待合室にはナデシコが生けられたので、やがてヘイケボタルの光が灯りだす。そんな聞きなれた名前を音にするとなぜかここちよい。何気なく目にしている草花や声を聞く鳥の名前が気になりだし、図鑑でも持ち歩こうかと思い始めた。しかし、近頃会話の中に「あの人」や「アレ」が増え始めた私には、新しい名前を覚えるよりも別の対策が必要だともいわれかねないとも思う。

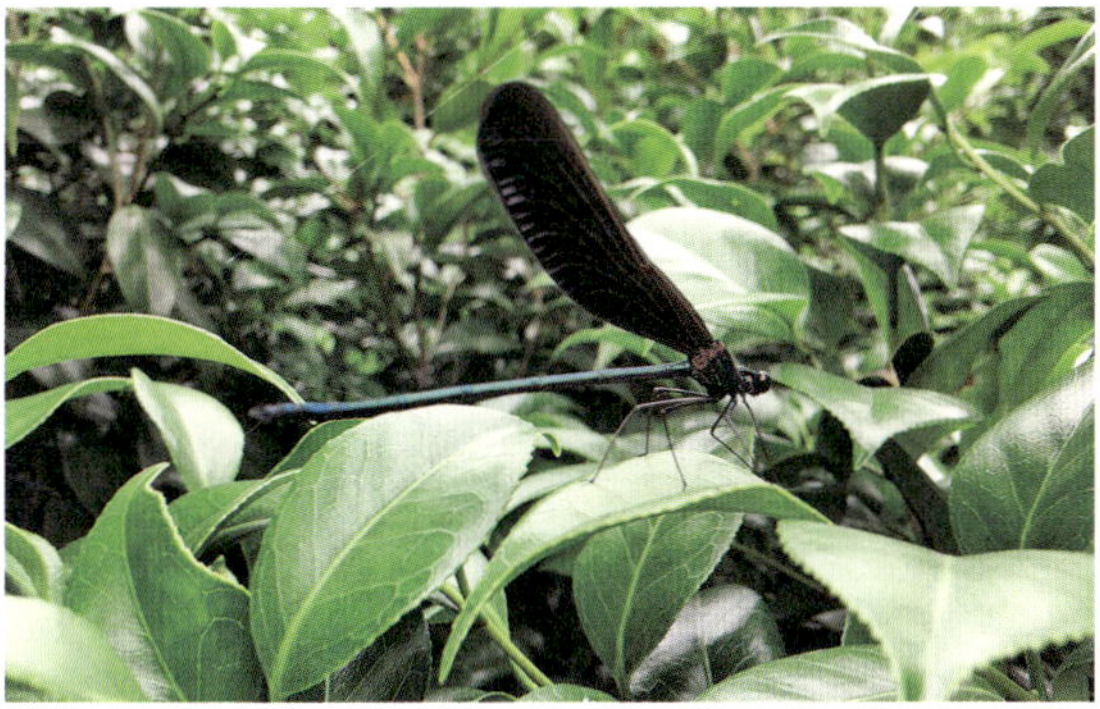

うどん県にて

「急病人発生のため、救急車の到着を待ちます」という車内アナウンスが流れ、列車は田園風景に面する小さな駅に停車した。たまたま乗った列車で、二度続けて同様のアクシデントに出くわすことは、天文学的確率とはいわないがそうあるものではないだろう。乗り継ぎ列車の時刻を確認して窓の外へと視線を移すと、初夏の風が水田の緑を撫で、水面を掃くように駆け抜けていく。風に引かれるように救急車のサイレン音が近づき、やがて遠ざかって行った。

サイレン音が消え去ると列車は緩やかに加速し、踏切の警報音が診療室の生体管理モニタのアラームを連想させる。それをきっかけに、私は急病人のことをあれこれと想像し始めた。気温からは、熱中症を発症したとも考えられない。おそらく持病がある中高年者が、旅の道中という慣れない環境で異変を訴えた可能性が高いと思ったが、それを確かめる術はなかった。

その予測は診療室で目にする実情が導き出したものだった。患者が増え、さらにメインテナンス患者が定着していくと、その平均年齢は毎年確実に高くなっていく。カルテや問診表の全身既往歴や服用薬剤の欄には、「脳血管疾患」「心臓病」「高血圧症」「糖尿病」など生活習慣病とよばれる病名と、処方薬の記入数が増えていく。複数の医療機関を受診している高齢者が差し出す「薬手帳」を見ると、薬剤関連の有害事象の頻度が高くなるといわれる6剤以上の服用もそれ程珍しくない。主治医への連絡状や問合状を複数枚書く日も多い。

時間は均等に流れている。私も歯科衛生士も患者と同じように歳を重ねているのだが、そのことを意識せずに、いやすっかり忘れて診療室に立っていることが多い。ところが年に一度の人間ドック受診時だけは、自分の年齢に向き合うことになる。検査結果を前に医師は、体重とコレステロール、血糖値への保健指導を必ず口にする。この数年、後退する額と増えるしわは防ぎようがないと半ばあきらめてはいるが、長く続けているスポーツジム通いの成果で体重だけは増加せずにきた。

それでも毎年あまりにも同じ指導内容を聞かされるので、今年のゴールデンウィークに少し体重を落としてみようと考えた。休日にはとりわけ早く目が覚め、しかも通うジムは午前6時から開くので、早朝から出かけることにした。慣れた道沿いにはすでに黄色の回転灯が点滅する店があり、これは「うどん県」ではいわずと知れた「モーニングうどん」の合図である。私が通うジムの建物の1階にも早朝から開店するうどん屋があり、ジム2階の大きな窓からは、トレーニングしながらうどん屋に出入りする客の様子が見下ろせる。他では目にすることのない風景かもしれない。

特にゴールデンウィークや連休になると、有名うどん店の前には長い行列ができている。それを見ると「うどん愛」にあふれる私は、ブーム前のうどん屋の情調を懐かしく思い出してしまう。老夫婦が営む小さな店の出汁の繊細さと値段の安さに驚嘆したり、ある時は製麺所でドンブリを持参したオヤジたちに混じってみたり、別の店では隣接する田からネギを採取し刻んでいた。

ところがいつもの倍の時間をかけ汗を流したゴールデンウィーク中に、体重はほとんど減少しなかった。思い当たる理由はただ一つ、私がうどんの誘惑に勝てなかったことだ。ジムを終えた後に「モーニングうどん」を食し、少し客が減ったころを見計らい別のお気に入りの店に足を運べば、消費したカロリーがきっちり補給される。運動した満足感と好物を口にする幸福感で、精神的には満ち足りた時間を過ごしたことには間違いなかった。休み明け体重計に乗りながら、どこか敗北感を感じた私は「休うどん」を決意した。

それからひと月が経った頃、家族に「最近うどんを口にしていない」と報告すると「それは禁煙に近い。禁断症状は出なかった?」と笑いながら返された。喫煙とは根本的に違う案件だと爆笑したが、西の空に並んだ5本の飛行機雲を見てうどんを思い浮かべたことは告げずにいた。「うどん県」でしか聞かないだろう「オヤジの戦い」の話である。

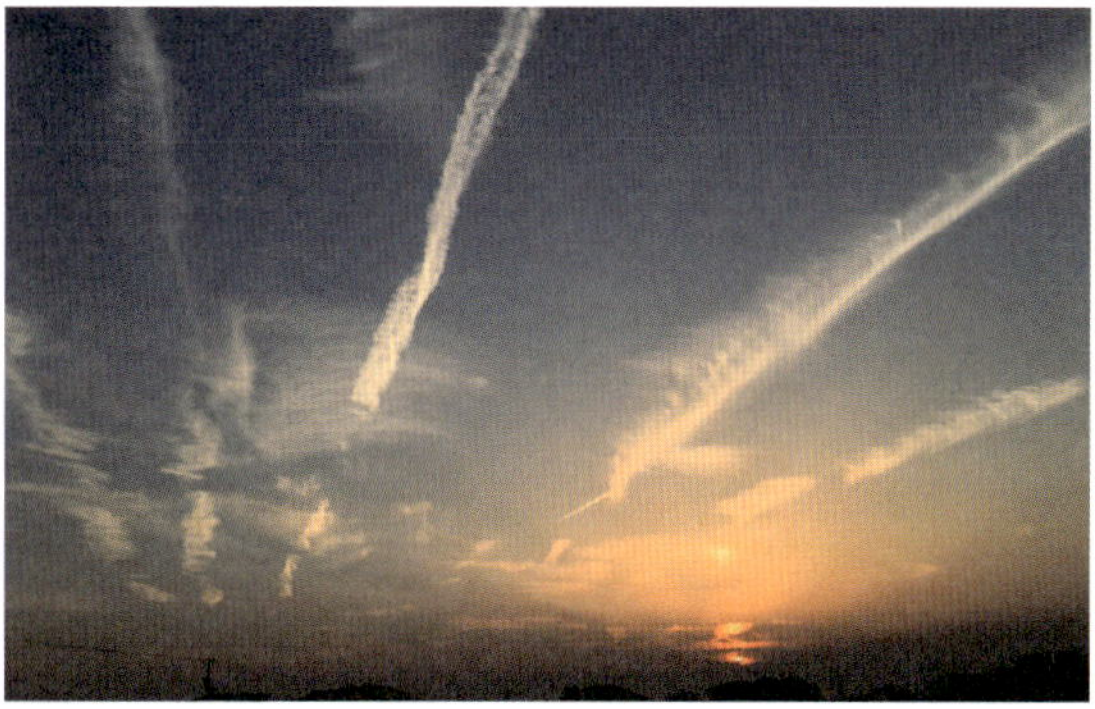

雨

豪雨が西日本を襲った翌週、私はビルの谷間の小さな日陰を縫うように歩いていた。太陽が顔を出すと気温は一気に上昇し始める。コンクリートとアスファルトが熱を溜め込む都会では、日向に立つと一瞬にして光と熱が身体を包み、息をするのさえつらくなる。待ち合わせ場所に1時間も早く到着したことを後悔し始めていた。逃げ場はないかと周りを見渡すと、交差点の向こうのバーガーショップの看板が目に入り、脇目も振らずにそこを目指した。

店内に足を踏み入れると、冷えた空気が全身に染み込む。例えようのない安堵を覚えながら注文カウンターの列に並ぶと、やがて今年いちばんの笑顔に出会うことになった。笑顔の女性はＣＭに出るような若者ではなく、しかも私より年上で、歯科医師である私には、義歯を装着していることがわかった。口元が気になるのは職業病と理解してほしい。注文に加えて電車の乗換駅について尋ねると、ていねいな口調で柔らかに語る。それにしても人工歯の大きさや形態、そして歯の並びも笑顔にとても調和している。弾むような表情には、彼女の人柄に応えるために全力を尽くした歯科医師や歯科技工士の会心の笑みさえも見たような気がした。

満たされた気分で窓際のテーブルに座りコーヒーを口にした。鞄に押し込んでいた新聞を取り出し、豪雨被害の記事を読み始めると背筋を冷たいものが駆け抜けた。また長崎大水害の記憶がよみがえってきた。

１９８２年、大学2年生だった私は、夏休みに入るとすぐ市民プールでの監視員のアルバイトを始めていた。その年は梅雨入りが遅く、7月中旬になってもぐずぐずと雨の日が続いた。湿度の高さがなによりも苦痛で、辟易しながら毎日空を見上げた。それでも20日を過ぎた頃には時折青空が顔を出すこともあり、だれもが真夏の青空は近いと考えていたに違いない。

ところが23日の夕方になると、滝のような雨が猛烈な勢いで降り始めた。監視員をしていた友人と、近くの喫茶店で夕食をすませて外に出ると、向こう脛あたりまで水が押し寄せていた。その友人と別れ、一人でどうしたものかと考えたが、雨の少ない土地で育った私には、水や雨のもたらす脅威を認識する素養はまったくなかった。

住んでいたアパートは浦上川の反対側にあった。橋を渡ることを少しためらったが、夕闇の中で橋の付近を車が動いているように見えたので渡ろうと決めた。安易な考えや気の緩みが思わぬ事態を招く。水の中を川の近くまで歩いていくと一気に水深が増して、あっと思った瞬間に身体はすっと流された。「まずい、まずい」と頭の中で言葉が回っていた。それから十数秒経過しただろうか、駐車場の柵にチェーンでつながれていた移動販売のたこ焼き屋の車に、運良く手が届いた。その車はほとんど水没していたが、しがみついて息を整えた。その場所から垂れた木の枝につかまりながら濁流から這い出てくると、靴はなくなり、ショルダーバックが背中にへばりついていた。

とにかく小高い場所にある自分のアパートに帰ろうと水の中を走った。遠回りをし、たどり着いた自分の部屋で着替えをすませて座り込んだ時、ようやく事の重大さに気づき、しばらく震えが止まらなかった。そして夜明けを待った。翌朝、前日まで目にしていた風景はなくなっていた。

それ以来水害のニュースを耳にしても、夜中に激しい雨音で目が覚めても、あの出来事を必ず思い出してしまうのだ。ゆっくりと新聞記事を読み終え、窓の外に目をやるとハグロトンボが横切るのが見えた。「こんな都会に……」と、確認しようと急いで席を立ったが、ここちよい見送りの声につられて振り返り、笑顔にゆっくり挨拶をしているとトンボはどこかに消え去っていた。彼女の笑顔のおかげで一日中、心が軽かった。

その日の午後、帰り着くとまだ暑い日差しが降り注いでいた。見慣れたお城を見上げると豪雨で石垣が崩落していて、また長崎でのことがよみがえる。思い出すたびに、今日一日を大切にしようという気持ちが高まるのは歳のせいなのかもしれない。そしてキーワードは笑顔だと今日実感した。

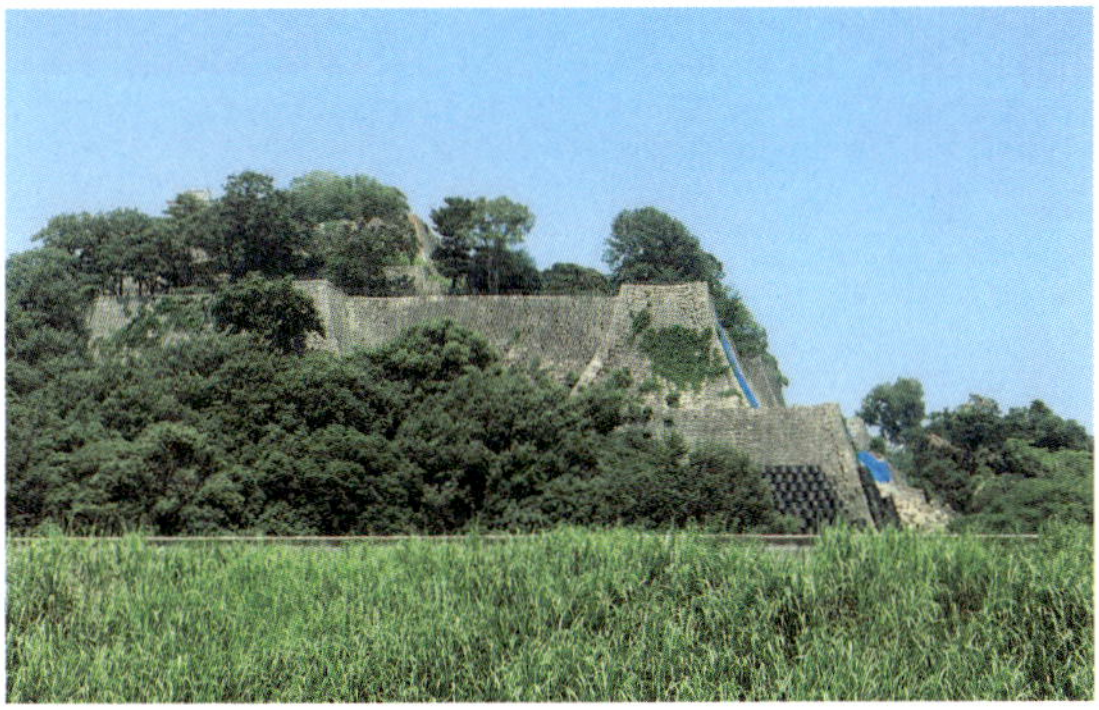

勝市さんのこと

椿の葉を焦がすほどの日差しが注ぐ夏には、朝夕の水やりが欠かせない。夕暮れの中で小風に揺れる枝先に蕾芽を見つけ、暑さの和らぎを感じた8月7日、スマホの向こうから「今日は立秋だよ」という声を聞いた。

あいかわらず昼間の太陽は秋の気配を隠し続けていた。お盆が過ぎたある日の夜更け、街灯もまばらな道を自宅へと車を走らせると、窓から滑り込む風に秋のかけらが含まれていて、ここちよい。道沿いの草むらの傍を通り過ぎるたびに、虫の声が膨らんだり、縮んだりして、その中に曾祖母の声を聞いたような気がした。

帰宅すると、少し離れた山裾にある古い家屋で一人暮らしをする母親に電話をかけた。「戦時中に書かれた遺言状があったよな」と尋ねると「あるよ。他に手紙もあるし、着物よりも大切にしまってある」と答えた。「できる限り早く見たい」と念を押し、翌朝受け取りに行った。

車の運転席に座り、渡された紙袋を覗き込むと、透明な袋の中に葉書や和紙の封筒、巻紙などが行儀良く収まっていた。すぐに葉書の一枚を取り出して読み始めた。１９４5年5月に40歳で戦死した祖父鷹雄が、私の父親に書いたものだった。初めて見る祖父の文字はなかなかの達筆で、小学校に入学したばかりの息子に語りかけるように綴られていた。きっとだれかが読み聞かせたに違いない。少し緊張しながら聞き入る子どもの姿が目に浮かんだ。横須賀から投函された葉書が数枚続いた後、最後は下関からの葉書となっていた。私の祖母が「下関での面会が鷹雄さんとの最期の別れとなった」と話したことを思い出した。

次に遺言状と書かれた封筒を取り出した。その遺言状は祖父の弟勝市さんが書き残したもので、私はずっとその存在を知ってはいた。読まずにきたのは、向き合う勇気がなかったのかもしれない。少し姿勢を正して、文字を目で追いながら、巻紙の折り目を何回か送ったところで、涙でもう文字は見えなくなった。ひと呼吸入れ、静かに折り目を整えて封筒に入れた。

運転を始めるとすぐに曾祖母の顔が浮かんだ。曾祖母は、私のことを「カツ」と呼び間違えて苦笑いをすることがあった。瞬間的に息子勝市さんの面影が重なっていたに違いない。歯科診療所を開院してからの数年間は「先生は勝市さんのお孫さんですか」と尋ねる大正生まれの患者たちがいた。「柔道がとてつもなく強く、天覧試合に出ていた」「生きていたら絶対オリンピックに行っていた」と口にし、数々の逸話を付け足した。

到着した院長室であらためて遺言状を読み始めることにした。祖母、両親、兄、姉、弟妹それぞれに対して心からの御礼を述べ、国のために死する覚悟と、お世話になった方や友人、知人、恩師への連絡、報告先まで書き残し、兄妹などに対しての御礼、御願いと戒めが温かい言葉で締めくくられていた。そして最後に、「戦死の広報に際しては褒めてやってください、自分にはそれだけの覚悟ができております。また無理に墓など建てるに及ばず」とある。もう流れる涙は拭えなかった。

続けて戦死を知った旧制三豊中学校校長から曾祖母宛に届いた巻紙の手紙を読み始めると、さらに胸の痛みは増した。同級生が編集した「追悼集」には「志操剛健体力に優れ、三中では柔道部に属し、当時県下随一の名選手であった。満鉄に入社、大連で勤務、丸亀連隊に入営、満州宝東の部隊に転属、その後南方への転進を命ぜられる。昭和19年9月30日グアム島にて戦死、享年25歳」と記されていた。私はその年齢に自分の息子たちを重ね合わせ、また涙した。

その日は夜になっても心のざわつきが止まらず夜遅く母親に電話をかけた。勝市さんのことを話しかけたが言葉につまり、「爺さんも叔父さんも勉強しろと書いてあるのに、父さんはあまり勉強が好きではなかったなぁ」と笑ってはみたものの、どこかぎこちない。私が「タキばあさん（曾祖母）は戦争のことを話さなかったな」というと、電話口で母親が「言葉にすると悲しくて、どうしようもなかったんだと思うよ。それ程息子たちの戦死はつらかった」。そう静かに語った。

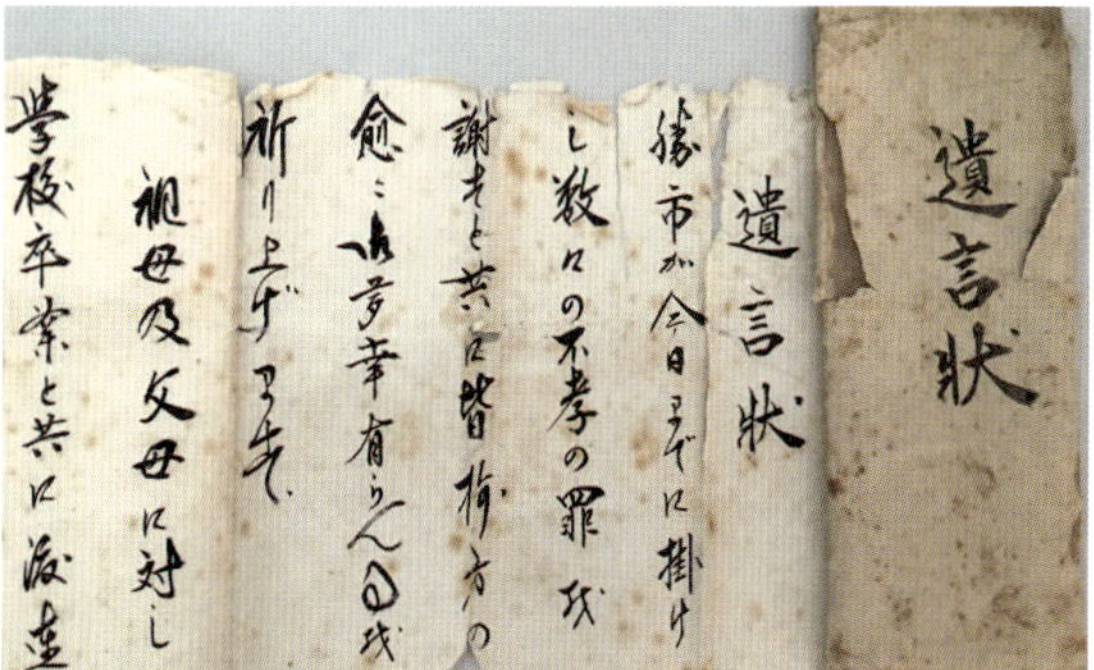

職業

岡山駅から新幹線に乗車すると、新大阪駅までの時間が短いと感じることが多い。読書に熱中したり、到着間際にうっかり睡魔に襲われたりすると、危うく乗り過ごしそうになる。慌てて荷物を抱え、列車から飛び出したプラットホームでまずやることは、ポケットの外側を触りスマホの存在確認である。その日も新幹線の乗車口付近のいつもと同じ場所で、同じことをやっている自分の姿がなぜか滑稽に思えた。

苦笑いをしながら立ち止まりスマホの画面を確認すると、高校時代の友人の一人から、「今帰省しています。よろしければ連絡を」とのメールが入っていた。私と彼とは高校3年間同じクラスで、さらに浪人した1年間も机を並べたのだが、彼が歯学部を再受験した30数年前の春に電話で会話を交わして以降、連絡を取り合うことはなくなっていた。彼は高校の同窓会にも一度も顔を見せず、米国に赴任しているという情報もあり、繋がりは見つけられずいた。

時々、疎遠になっていた昔の友人や知り合いとFacebookで繋がったという話を耳にすることがあるが、彼との繋がりも数年前にそのパターンで復活した。思い出したように Facebook に顔を出す彼の投稿と、私の投稿への稀な反応を見ながら、とにかく一度会おうと考えながら数年が経っていた。私はその場ですぐに「今大阪にいます。明日帰る予定なので後程連絡します」とメールを返した。

翌日帰宅するとすぐに電話をして、歯科診療所で待つことになった。それからしばらくすると、椿に囲まれた門扉の前で背伸びをしながら手を挙げる彼の顔が見えた。医局に案内すると「久しぶり」という言葉を合図に、長い時間をかけてこれまでの出来事や現在の状況などを、交互に語ることになった。彼は大学、大学院時代を東京で過ごし、関西に拠点を置く大手電機メーカーにエンジニアとして就職し、11年間は米国ニュージャージー州で過ごして、今年退職したことなどを語った。

少し会話が途切れた時、彼が「ずっと会ったら伝えなければいけないと思っていたことがある」と口を開いた。私は一瞬昔なにかやらかしたかのかと身構えた。彼は和らいだ表情で「浪越は覚えていないかもしれないが、高校2年の時だった。苦手だった物理の勉強法について尋ねると、物理は公式を理解して、それを覚えていて、問題の数値を当てはめて計算すれば答えが出るといった」と話し目を細めた。そして「そのとおりやってみると問題が解けるようになった。物理が得意科目になり職業に繋がったよ。あの会話がなければ今までのことはなかったな」と続けた。予想しなかった展開に、「う〜ん、そんなことがあったかな」といいながら次の言葉を見つけようと時間を稼いでいた。本当は不意に心のどこか大切な部分を撫でられたようで、少し目頭が熱くなったのだった。

どう考えても普通の高校生たちが、休み時間のたわいないやり取りの中に、人生の分岐点となる端緒が隠されていることなど気づくことはない。時間を経て、自分の歩んできた道を振り返り初めて気づくものだろうが、なによりも彼にはそれを活かす才能があったのだ。私は針の先程のきっかけを与えただけにすぎない。

その夜は彼と食事に出かけた。帰り道では、彼のあの言葉がCarole Kingの『You've Got a Friend』の曲を思い出させて、Facebookで繋がりが復活した他の友人たちのことも気になった。彼らはどんな出来事と出会いながら今の職業や地位に辿り着いたのだろう。

なぜ今の職業を選んだのかと聞かれることがある。そして私から同じ質問を、尊敬する恩師や歯科医師に投げかけたことがある。期待するような明確な回答を返された経験は少ない。ある時「じゃあ先生はなぜ歯科医師になったの？」と逆に質問を返され戸惑っていると、「そう、インスピレーションですよ。私は歯科医師になろうと思った。先生も同じじゃないですか」といわれると妙に納得してしまった。同級生の一人は、ある漫画を読んで宇宙に興味をもち、それがそのまま仕事に繋がったという。そんなまっすぐな道ではなかったが、生まれ変わっても歯科医師だとも思う。

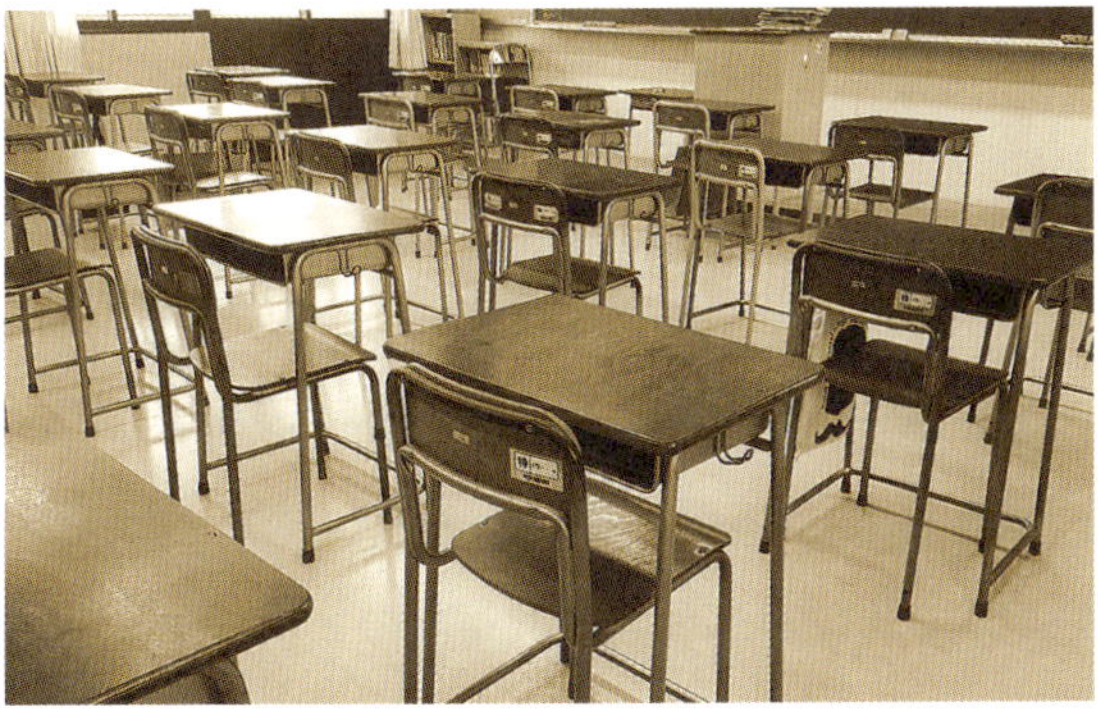

1円玉

10月下旬のこの時期には、まず歯科診療所の北側にある「傾城《けいせい》」という名の椿が、美しい桃色の花を開かせる。それを追うようにさまざまな種の椿の蕾が膨みだすと、やがて花々が優美さを競う椿の季節となる。

午前の診療が早く終わった昼休み、窓から秋空を見上げると雲がゆっくりと流れていた。青空の高さに誘われ、椿の蕾の状態を確認しようと駐車場に出ると、開院当初から取引をしている地元の会社社長が、社員と作業をしていた。そして私の顔を見るなり「先生、巷では先生が今度ポルシェを買ったと噂していますが、本当ですか?」と話しかけてきた。吹き出しそうになりながら「まさか、残念ながら私は車には興味がないですよ。他のだれかと間違っているのでしょう」と答えると、「そうですよね。私も先生のキャラからそれはないと思っていました」とうなずきながら微笑んだ。

実は今家族が乗っているプリウスの走行距離は、40万キロメートルをはるかに突破して、50万キロメートルに届こうとしている。ついでにそのことを社長に伝えると、「車ってそんなに乗れるものですか」といい、驚きが顔全体に広がっていた。15年間に1台の車で地球の周りを12周したと例えるべきか、地球から月まで行き、折り返してからすでに10万キロメートル程地球に近づいていると表現するべきか、いずれにしても車の走行距離としては予測を超えた数値であることは間違いない。高速道路での走行や、信号での停止時間を考慮し、平均時速60キロメートルで換算すると、この車の中で1年間以上を過ごしたことになる。日本車の性能の高さや、それを可能にした技術力を証明しながら、今日もこのプリウスはいつものように静かに走っている。

その一方、天災といわれた今年の夏の暑さの中では、いろいろなものが悲鳴をあげた。まず深井戸に設置していた散水用ポンプが稼働しなくなった。歯科診療所を取り囲む緑は、水やりが一日でも途切れれば、目に見えて生気を失っていく。ポンプは電源を入れ直しても、再稼働用のスイッチを押してもまったく反応がない。早急に業者に連絡しても、すぐ修理され今日の水やりができるとは限らない。どうしたものかと悩みながら、ポンプをポンポンと軽く叩いてみた。一拍の時間を置いて、突然ポンプが音をたて始めた。動かない電気機器を目の前にすると、まずは軽く叩いてみる。昭和の世代では、かつてそれは常識だったのかもしれない。手に懐かしい感触を残したまま、業者に電話をかけた。すぐに駆けつけて来た担当者は「14年経てば寿命ですよ」と躊躇なく言い切った。

ちょうど同じ時期、診療室ではタービン用のフットペダルを踏み込んだが、トルクがいつものような感覚ではない。点検を行った歯科業者から、コンプレッサーの配管のどこかでエア漏れが起こっているらしいと報告を受けた。建物の床下ピットに入る工事人と「もう25年経ちましたから、あちこち劣化が出てきますよね」と話しながら、お互い妙に納得した表情を浮かべていた。

その翌週、お盆休み前の大掃除をしていると、図書室で所在無げに佇んでいる故障した3台のお掃除ロボットが視界に入ってきた。かつて歯科診療所スタッフの帰った診療室で、黙々と仕事をする姿に、思わず「ご苦労さま」と声をかけたこともあった。友人の葬儀を行うようで寂しい気持ちもあったが、リサイクル回収業者に持参することを決意した。持ち込んで重量を計測してもらうと、受付の女性が「お支払いがございますのでお待ちください」と優しくいう。しばらくすると、コイン皿の上に1円玉が一つ載せられていた。それは不思議な光景だった。

受領書のサインと引き換えに手にしたその1円玉を位牌のように持ち帰り、院長室の机の上にそっと置いた。

　そして最後はその翌週の日曜日、朝方にパソコンに向かい仕事をしていると、還暦前の私の体が悲鳴をあげだした。その時頭の中に浮かんだのは、壊れた散水用ポンプとコンプレッサーの配管とお掃除ロボットが残した1円玉、すべてのものは時の流れには逆らえないのである。

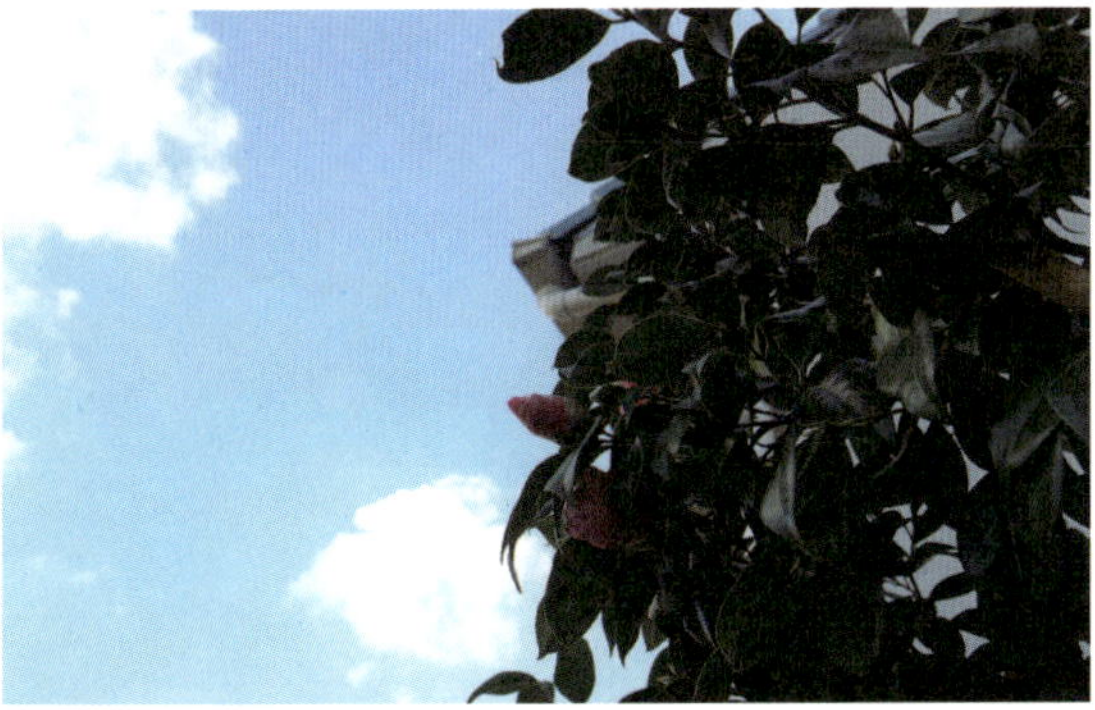

夢

数年に一度はみる夢がある。試験勉強の途中で寝入ってしまい、目覚めると朝で、準備がまったくできていないという、学生にとってはまさに悪夢ともいうべきものである。目覚めた時の心臓の鼓動の高鳴りと、夢だと気づいた時の安堵感は、地獄から天国へと招待されたようで、思わず微笑んでしまう。真面目な学生生活を送った人ばかりではないだろうから、私と同じような夢をみる人が少なからずはいるはずだ。

診療中に時折患者が眠り込むことがある。そして夢をみていたかどうかは不明である。特にメインテナンス処置が終わり、チェアの背もたれを起こす時の「気持ち良くってウトウトしました」という言葉は、それ程の安心感を与えられている証しで、歯科衛生士にとっては自信を深められる贈り物でもある。もし親しい人で診療チェアの上で眠り込んだ人がいたなら、なにか夢をみたかと尋ねてみたらどうだろう。おもしろい話が聞けるかもしれない。

夢で思い出すのは10年程前の出来事である。ある高齢患者が、午前中の早い時間帯に予約を取っていたのに来院しなかった。そして午前中の診療時間も残り1時間を切った頃、受付に電話をかけてきた。対応した受付スタッフが、「先生、○○さんが、二度寝をしてしまい、予約時間に行けなかったと謝っています。今起きたので、これから自転車で来院されるそうです。1時間位かかるそうですが、どうでしょうか」と相談に来た。その日は午後からは休診だったが、「私だけになっても待っていると伝えて」と答え、スタッフが帰った後に診療室で待機することにした。ところが2時間待っても、彼は姿を現さない。事故や突然の体調不良を心配しながら、駐車場の入口まで何度か足を運び、県道の遠くに目を凝らしてみても姿は見えない。少し心配しながらその日は歯科診療所の玄関の鍵を閉めた。

翌日の朝、彼が来院しなかったことをスタッフに伝えながら、「なにかあれば向こうから連絡や報告があるだろう」とうなずき合ったが、私もスタッフも日常の慌ただしさのなかで、その出来事のことは、すっかり忘れ去っていた。

それから1か月くらい経った頃、受付スタッフがニコニコしながら、診療をしている私の傍にやって来た。「先生、○○さんから電話です。今、目覚めたそうで、これから歯科診療所に来たいとおっしゃっています……」といいながらすでに目が笑っている。「ということは、三度寝をして1か月間寝ていたことになるなぁ」と答えた私の目はもっと笑っていた。多分来ないとはわかりながらも、「いいよと伝えて」といって、診療を続けた。記憶がここで繋がったのか、四度寝もあるだろう、そんなことを思いながらその日が暮れていったが、彼はやはり来なかった。どんな夢をみていたのだろう。

昨年にも印象的な出来事があった。「前歯が痛い」と老健施設から来院した高齢患者が差し出した手紙には、自分の体調に関する克明な記録と歯科治療への希望が、力強い文字で綴られていた。処置を行い、最後に仮歯を作り、チェアの背もたれを起こしてから研磨をしていると、隣でメインテナンス処置を行っていた歯科衛生士から声が掛かった。1分程隣の患者と話して元に戻り、背もたれを倒そうと覗き込むと眠り込んでいる。「○○さん、後ろに倒しますよ」と声をかけると、はっと開けた目をさらに大きく開いて、真剣な表情で「先生、私はこのまま死ぬのでしょうか」と大きな声で尋ねる。私は「あっ夢をみていたな」と思い、戸惑いながら「内科の主治医の先生に聞かれたらどうでしょう」と返したが、彼女の表情が和らぐことはなかった。試験より恐ろしい夢をみていたことは確実だろう。

試験勉強の悪夢で目覚めた日、いつものように早朝に歯科診療所の待合室に足を運ぶと、本棚にある「三年寝太郎」の絵本が目に留まった。小さな頃から日本の昔話の中では、特にお気に入りの一つで、映画の「ロッキー」を初めて観た時、「三年寝太郎」の話が頭に浮かんだ日本人は、私だけかもしれない。3年間どんな夢をみていたのだろう。出張続きで疲れた私は、3年といわないが3週間くらい寝ていたいよと呟いてはみたが、寝て過ごすことによる筋力低下の方が問題だろうか。サルコペニア……気づいたらそんな心配をする年齢だった。

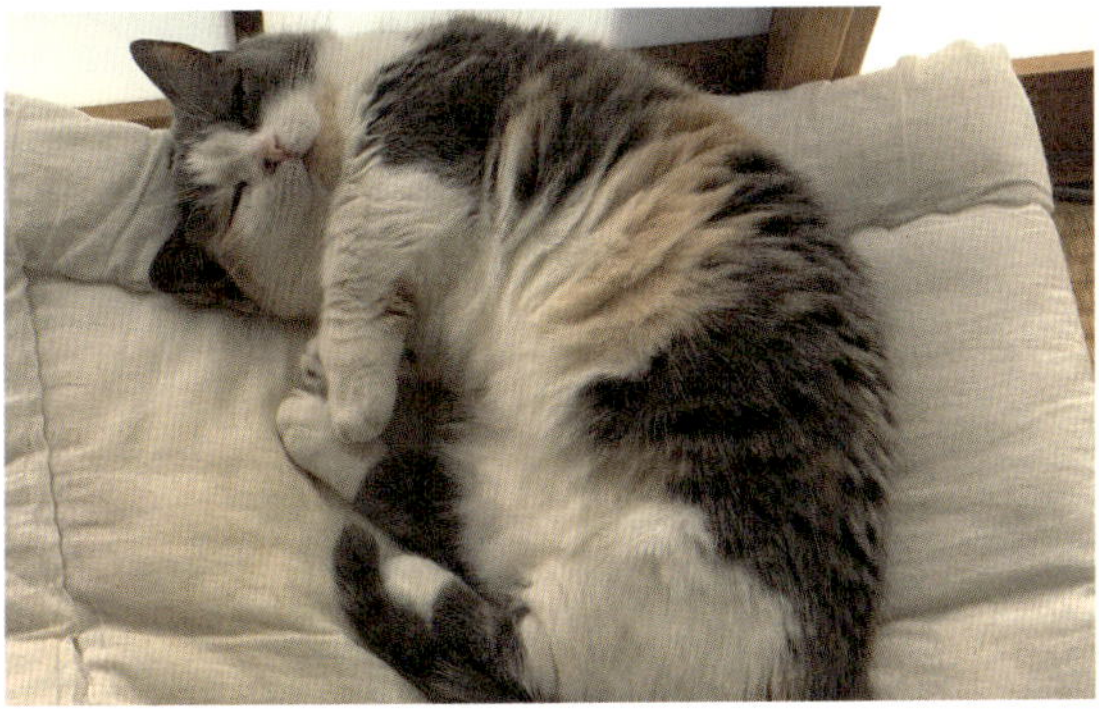

虫のこころ

カマキリの被り物をした有名俳優が登場するテレビ番組を見ていると、息子の小学生時代の自由研究を思い出した。ジガバチ、バッタ、カマキリ、そして「父母ケ浜《ちちぶがはま》」の生物へと取り組んだ研究は、小学生としてはなかなかの内容だったと思う。当時大学の恩師へ「自由研究の発表内容」を送ると、息子宛にていいねいなコメントをいただいたこともあった。思い立った私は、ごそごそと古いパソコンを取り出した。保存されていた自由研究のファイルを開き画面を眺めていると、十数年前の夏の日に母親と飼育カゴの虫たちを覗き込んでいた小さな研究者の真剣な眼差しや、額を流れていた汗が思い浮かんできた。

わが家には昆虫に対する愛情があふれている。そして生物好きのDNAがどこからきたかと尋ねることは、家族間では愚問である。家屋内や玄関、窓周辺で殺生が許されているのは、ゴキブリ、ハエと血を吸うメスの蚊など、人に直接危害、被害を加える虫に対してだけで、あとは捕獲して屋外に放免というルールができあがっている。時に珍しい昆虫など見つかったものなら、透明ケースに入れた昆虫の前で談論が始まる。私は今でこそ、目の前を飛び交う蝶やトンボに心惹かれるが、昆虫に囲まれた環境だった幼少期には、虫たちに強い魅力を感じることはなかった。今思い返してみるとつねに木々などの植物への興味の方が優位にあった。

初夏の緑が際立ち始めた頃、庭や駐車場、歯科診療所の木々を見上げ注視すると、ちらほらとレース状になった葉が見つかり始める。それはイラガの幼虫発生の合図である。その食欲は凄まじく、油断をすると数日後には大きな枝の葉の大半を失うことになる。さらに厄介なことには、保護色で隠れているこの虫の存在に気づかず触れようものなら、激痛と長く続く掻痒感に苦しむことになる。落葉広葉樹の春の芽吹きと紅葉の美しさを身近に置き、そしてなによりも「椿オタク」である私にとっては、この虫はいちばんの厄介者、いや敵とさえいうべき存在なのだ。

どこかの葉に幼虫を見つけると、敷地内にある木々の間をゆっくり回りながら、ひと枝、ひと枝に目を凝らしていくのだが、気候のせいか今年の初夏は、幼虫の登場が例年より遅かった。もしかすると慌ただしい日々の中で、見逃していたのかもしれないが、気づいた時にはあちこちで、レース状の葉が見つかった。木々の間をすり抜ける間に腕や首の何ヶ所かをイラガに刺されたため、すぐ業者に電話を入れて駆除を依頼した。

業者は出張する私と入れ違いに翌日の午後にやって来た。いつもどおりに樹木の消毒を行うよう電話で指示をしていたので、特に気にも留めずに駅へと急いだ。そして2時間程経過した頃、列車の中でスマホのショートメール着信音が響き開けてみると、ぐったりとした3匹のカマキリの写真が現れて、薬剤を散布したことを批難する言葉が現れた。

残念ながら地球環境に果たしている昆虫の大きな役割やその大切さを十分理解している人は極めて少ない。私は理解している一人であると断言できる。その日は何度も頭の中でカマキリの姿がよみがえってきた。「地球の温暖化の問題を十分理解している人がいて、その人はなによりも音楽を愛する人だったとする。好きなコンサートやライブであっても必ず電気が必要で、それを作り出すために地球は少なからずダメージを受ける。音楽は地球にとってみれば必要ないが、その人にはゆずれないものだろう。私にとってはそれが椿や紅葉となるのか」「頭でわかっていても、生きているかぎり大切なものを犠牲にしてしまうことが悲しい」「木を守り葉が茂れば、その中で生きる昆虫の数も増える」などといろいろ考えるものの、虫たちに詫びるようなメールを返すことしかできなかった。

翌週、都会の大学に通っている息子が帰省した。自宅へ続く土の道の上にもたくさんの虫たちがいるといい、スマホの明かりをかざしながらそれを避けるように歩く息子の後ろ姿は優しく月明かりに浮かんでいた。

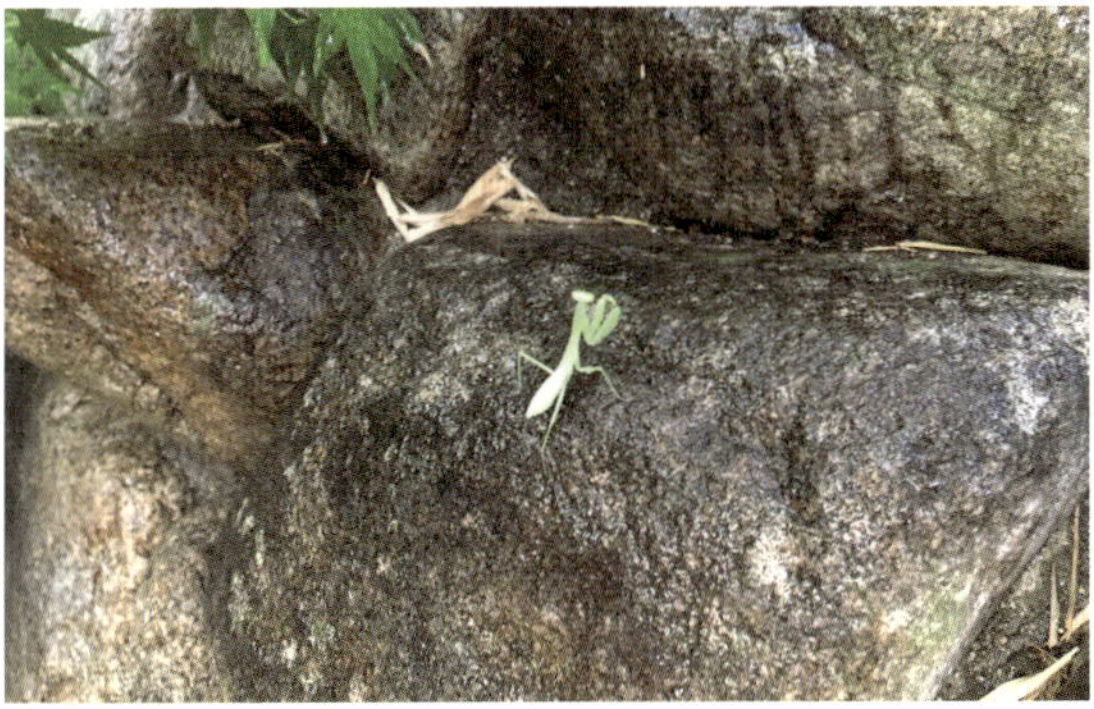

坂道

長崎を訪れる時には、博多駅からＪＲ長崎本線を利用する。駅々を通過するにつれて列車の車窓からの風景は、都会の街並みから田畑がタイルのように並ぶ美しい田園風景に変わっていく。肥前鹿島駅を過ぎるとやがて有明海が顔を出し、丘陵が海岸線に迫る入江や湾の向こうに雄大な雲仙岳が見え始める。その海岸線を揺られながら、ひとしきり空と海、干潟が描き出す独特の景色に心を奪われていると諫早駅に到着する。そして、長いトンネルを抜けると長崎の街が顔を出す。

１９８１年春、私は長崎で大学生活を送ることになった。あれから時が流れ、長崎の景観は当時とは随分違ってきたが、港を取り囲む斜面に小さな建物が広がる町のフォルムは同じである。大学に通い始めた最初のひと月程は、路面電車から山の斜面を見上げ、あの家々は本当に転げ落ちないものかと考えた。今でも列車がトンネルを抜けた直後に窓から長崎の風景を見上げると、そのことを思い出す。

最初に住んだ下宿は、坂道と階段が交互に続く斜面の先にある学生用のアパートだった。長崎暮らしの初日、実家から送った荷物の到着を待っていると大家さんに呼ばれた。玄関先で運送会社の配達員からだと受話器を受け取り、耳を押し当て懸命に聞きとろうとするが、早口で話す長崎弁の言葉が理解できない。大家さんに通訳を頼むと、「近くまで来てはいるが、下宿の位置がわからない」といっているらしい。大家さんが軽やかな長崎弁で、下宿の住所を説明する傍で、私は苦笑いを浮かべていた。

坂道の上に住んでみるといくつかの発見があった。夜景は確かに美しい。そして確実に心肺機能や脚力が強化される。忘れ物でもしようものなら時間を気にしながら、坂道と階段を駆け上がる。買い物や酒を飲みに行った後の高揚した気分の時でも、最後はただ自分の呼吸音を聞きながら黙々と足を運ぶしかない。徐々に体力がついていくのがわかった。

坂道を上り下りしながら、いつも細い坂道や階段の先の家を建てるのに、どうやって資材を運んだのだろうかと不思議に思っていた。長崎での生活も慣れ始めたある日、居酒屋で友人と酒を飲みながらそのことを話題にすると、突然隣の客が「兄ちゃん、馬が運ぶとよ」といって、上りに強い馬と下りに強い馬がいるなどと説明を始めた。そういえば、馬を引く姿を見かけることがあると、うなずきながら飛び交う長崎弁の中で酔いは回っていった。いまだに3頭の馬が活躍していると聞く。

坂の街で生活するにはバイクが必需品だということがすぐ理解できた。それでも階段があるとそこから先は徒歩となる。夜景で有名な稲佐山の中腹にある家に家庭教師として通った時には、山の上の道にバイクを停めて、行きに階段を下ろうか、下の道に停めてまずは階段を上ろうかと悩んだものである。2年が過ぎた頃、坂の上の下宿に別れを告げた。そして生活の便利さと引き換えに、体重の増加、体力の低下を実感することになった。

長崎での生活を聞かれるたびに思い出す坂道がある。春や秋の平日の夕方に、東山手のオランダ坂、グラバー邸、大浦天主堂のあたりを、観光客とすれ違いながら、一人でゆっくりと歩くのが好きだった。どこか異国でいるようで、坂道の石畳を足の裏が捉える感触は今でも思い出せる。

野球部の練習場だった医学部グランドに下りる小さな坂道も懐かしい。グランドのバックネット前に立つと正面右手に浦上天主堂が見え、初めてその風景を目にした時に、絵葉書のようだとさえ思った。時折天主堂の坂を上り、結婚式やミサが行われている堂内に紛れ込み末席に座ると、ステンドグラスを通り抜けた光が静かに差し込み、時間が止まっているようだった。

そして長崎市の北西の外海地区(当時は外海町)への坂道も忘れられない。坂道を上ると角力灘の海面と海食崖の間に、石庭園の石のように立石や小島が点在する風景に出会う。瀬戸内海では見られないその絶景を見たくて何度も車を走らせた。

もう登山にでも出かけなければ、自分の足で長い坂道を上ることはなくなった。長崎を後にして25年、近頃特に坂道と長崎の言葉を懐かしく思う。そして坂道を上っている若い自分が、今でも長崎に住んでいるような気がしてならない。

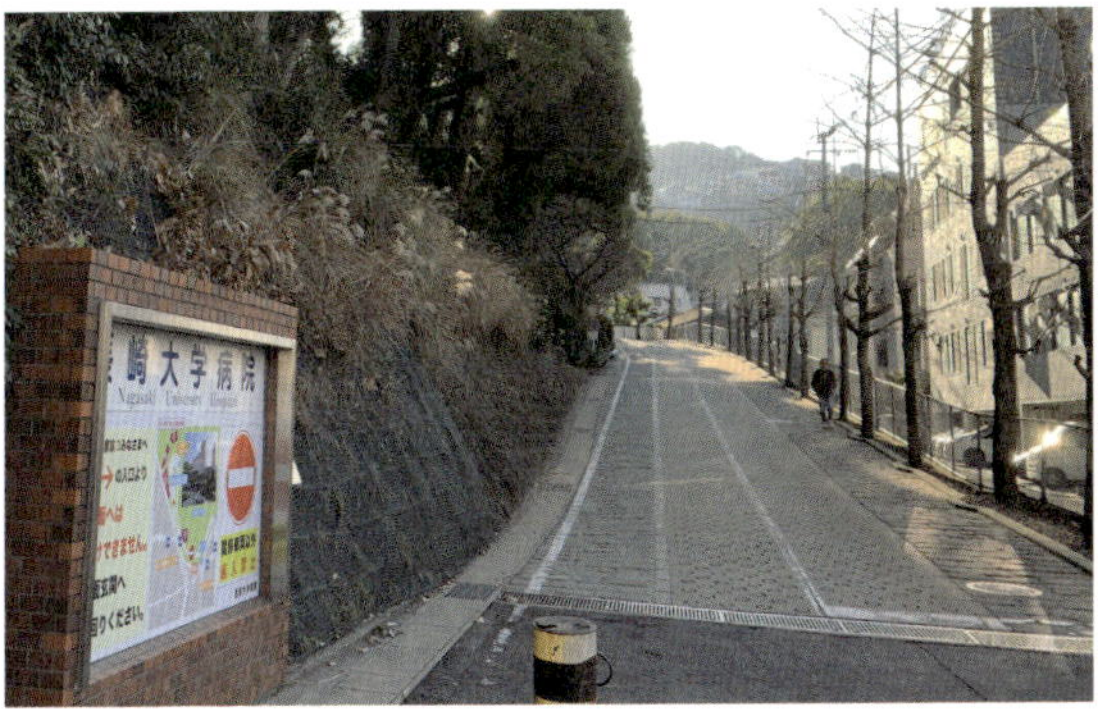

光と陰

毎年秋から暮れの週末には出張が続く。11月下旬の平日、診療を終えると慌ただしく駅へと急いだ。その日は大阪で宿泊し、翌日の午前中に所用を済ませた後、新幹線で東京に向かい、出版社から依頼があった鼎談の収録に参加することになっていた。

夜も更けて足取りは重かった。駅に隣接するホテルにチェックインすると、「こちらの都合により、お部屋はグレードアップしたものをご用意します」という。広い角部屋に通されても馴染みがなく、なんとなく居心地の悪さを感じ、荷物を置くとすぐに夕食に出かけることにした。

エレベーターを降り、駅の北口から外に出た。駅の建物に沿って歩き始めると、薄暗い灯りの下で若者が二人、積み重なったゴミ袋の口を開き、ゴミを一個、一枚、一片と確認しながら別の袋に移している。私にはその光景がなにを意味しているのか、すぐには理解できなかった。歩速を少し緩めながら彼らの作業を注視すると、リサイクル業者が買い取るものを選別し、さらに小さな紙類は価値のあるものか否かを確認している。田舎では目にすることにない場面を前に、戸惑いを感じながらその横を通り過ぎた。

談笑する人たちの群れに押されるように交差点まで歩き、信号待ちをしながら振り返ると、あの二人の影は変わりなく幽かな光の下で蠢いていた。顔を正面に戻すと横断歩道の向こうには、ナイター施設の照明が眩しいほどの光を放っていて、男女の歓声が聞こえる。横断歩道を渡った私は、スポットライトのような光を浴びながら、フットサルに興じる若者たちの活発な動きと、生気に満ちあふれた表情の変化を、フェンス越しにしばらく眺めていた。

その後、周囲を散策しながら目に留まった居酒屋で夕食を済ませた。夜風のなか、来た道を引き返すと、すでにフットサル場は闇に包まれ、若者たちの姿は消えていた。そしてあの若者二人の影も失せていた。

部屋に戻ると、大きく開いた窓から都会の夜景を眺め、ほんの数十メートル離れただけの空間でまったく別の生活を送っている同年代の若者がいる、そのことを気に留めた人はいただろうかと考えた。5月に神奈川県で開催されたシンポジウムに参加した際、まるで映画のような家庭環境で生きている子どもたちの事例や、定時制高校の状況を知った。あの日私は衝撃を受け、家族や歯科診療所のスタッフに日本の抱える大きな問題の一つとして熱く語ったが、その時に負けないほどの心持ちになっていた。

翌日の東京での収録では、「格差社会」、「健康格差」、「子どもの貧困」などの言葉も発せられて、そのたびに前日大阪で目にした光景がよみがえってきた。乳幼児の健診や学校健診の経験から、子どもの育つ環境には格差が存在し、健康格差を目の当たりにする。そして格差や家庭の問題を抱えたまま、生活環境や健康の格差は広がりながら歳を重ねていくのである。収録後、居酒屋で話題を変えながら深夜を迎えた。当然「格差」の話題もたびたび登場するものの、前日の夜に見た若者たちのギャップを十分に表現する自信がなく、その場では話題にできないまま、タクシーに乗った。

翌週も上京した。用事を済ませた後、東京近郊にいる高校時代の同級生たちが集まるというので、開始時間より遅れて店に到着すると、見慣れた友人たちの中に在学中には一度も言葉を交わしたことのない女性がいた。彼女は青少年の自立支援活動に取り組んでいて、「若者のホームレス」、「貧困にある子どもたちが

300万人」「外国人が増えている定時制高校」、そして「口腔崩壊」という言葉まで口にした。周囲にいた同級生たちが、それが今日本が抱えている課題の一つとだと感じ取ったかどうかはわからない。社会的格差はすべての世代に存在し、その場にいた私たち自身も、なにかのきっかけで光のさす場所から陰へと位置を変えても不思議ではない。しかし、それを語れる雰囲気ではなかった。

「健康格差」解消のために歯科医師としてやるべきことはなにか、米国や英国の公衆衛生的施策の成功を参考に、真剣に討論しようとする歯科医師はどれ程いるのだろう。師走の慌ただしさのなかでそればかり考えている。

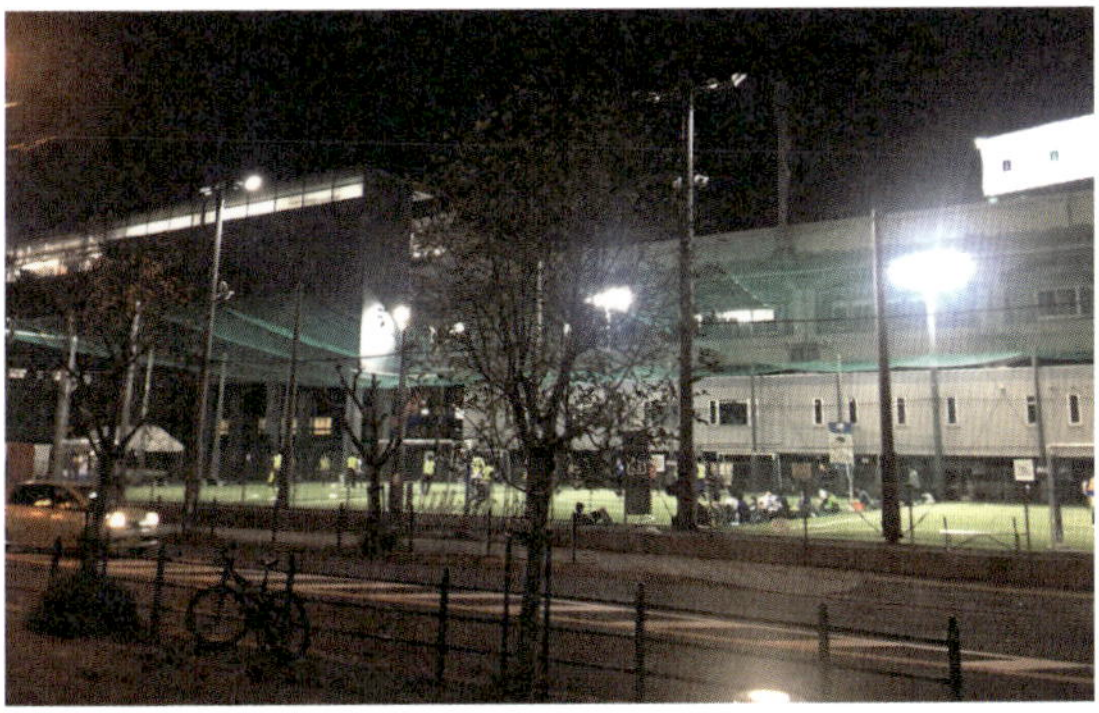

親子

大晦日、除夜の鐘を聞く前に睡魔はやってきた。元旦に早く目覚めるとガラス越しの薄闇の暁天には、三日月が金星を携えて微笑んでいた。玄関の扉を開けると、睡蓮鉢の水面には三日月が微かに浮かび、その下で2匹の金魚が朝日を静かに待っていた。その一コマが美しい。しばらくそれを覗き込んでいたが、一人で初詣に出かけることにした。

歯科診療所の駐車場の出入り口に立つと、この時間帯にしては通り過ぎる車の数が多い。近くの八幡神社へと歩きながら、遠くの車のテールランプを見て、ふと父のことを思い出した。歯科診療所は実家と神社とを結ぶ県道の中間地点にある。40年程前、私が浪人していた年だった。父親と初詣に走って行こうという話になり、除夜の鐘の音がまだ残るこの道を、無言のまま肩を並べて走り始めた。ちょうど今の歯科診療所があるあたりに差し掛かった時、父親が笑みを浮かべ「そんなものか」といい、私を置き去りにしてスピードを上げた。二人の差は広がるばかりで、随分遅れて神社に到着した私を父親は笑いながら迎えた。

初詣からの帰り道、前日の息子との会話がよみがえってきた。年越しそばを食べ終えた食卓で、帰省していた息子がニヤリと笑いながら、「あっそうそう、有名人と間違われていたよ」と話し始めた。その数日前、大阪に出張した私は、大学生の息子を馴染みの店に呼び出した。遅れて店に到着した彼は、腱鞘炎が悪化するといい酒には口をつけず、私だけがほろ酔い気分で食事を終えることになった。店の前の通りでタクシーに乗り込むと、私はホテルの名前を告げ、息子は下宿の住所を告げた。私が下車すると、下宿へと向かうタクシーの中で、運転手が探るように「先程の方は有名人ですよね」と尋ねた。息子が「いいえ、一般人です」と笑いながら答えると、「元広島カープの前田智徳さんではないのですか」といわれたらしい。

きっと車内の暗さとバックミラー越しという条件が勘違いの大きな要因だったのだろう。これをいうと、広島カープファンやカープ女子からブーイングがあがるのは間違いないが、初対面の人からそれをよく指摘されるのは事実である。試しにインターネットで前田選手の写真を検索し、歯科診療所のスタッフたちに見せると、「それ先生の写真ではないのですか」という言葉の後、笑いの渦が広がる。

もしかしたら40年後、今度は息子がどこかでタクシーに乗りながら、この出来事と私のことを思い浮かべることがあるかもしれない。

夜明けの空に飲み込まれるように三日月が消え、しばらくするとバイクの音が近づき、郵便配達人が年賀状を届けに来た。年賀状の束に一枚、一枚と目を通していく。特に歯科診療所スタッフや後輩たちの年賀状には、家族で撮った写真や子どもたちの写真が多い。そして写真に写る子どもの顔を見て思わず「似てるなぁ」と声を上げてしまうことが少なくない。子どもの頃、親とそれ程似ていないと思っていた同級生や知人たちも、歳を重ねていくと確実に親に似てくる。さらには兄弟、姉妹間でも外見が一方向へと収束していく。親のＤＮＡがそうさせる。私の周りの人たちは、毎日自分の顔を鏡で見ながら、亡くなった父母のことを思い出したりするのだろうか。私は日常の生活で父親のことをわざわざ思い出そうとすることはない。しかし、一緒にいた何気ない場面やそこでのやり取りが記憶に残っていて、なにかのきっかけで顔を出す。還暦を迎えるようになって、親子の絆とはそんなもの、それが大切なのだということが理解できるようになった。

正月休み明けの診療日には特に急患が多い。その中に、「前歯が欠けた」と8020は難なく達成している私の母親が含まれていた。診療チェアでレジン充填をした前歯を見ながら、あらためて自分の前歯の形態と似ていることを認識することになった。いつか鏡に映った自分の歯を見て、ふと母親のことを思い出す時がくるのかもしれない。きっと歯科医師の目がそうさせる。これは私の歯科医師人生のオマケの一つである。

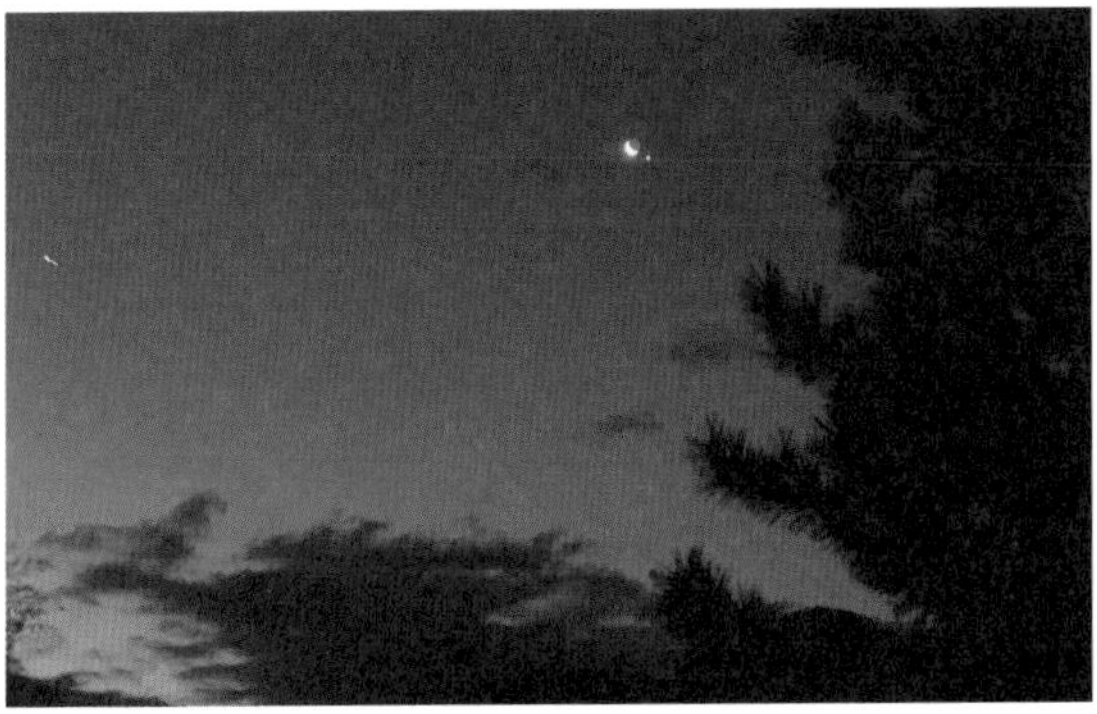

希望

英語を自由に使いこなせるようになりたいと思い続けている。英語論文を読む能力が上がると、それに比例して英会話能力が向上するわけではないことを身にしみて感じる。そもそも私は日本語でさえ、話すよりも書く方が得意であることは、講演や講話の仕事が終わるたびに再認識させられるのである。還暦となった今になって、大学時代に英会話教室に通い始めたものの、遊びを優先し断念した若かった自分の不甲斐なさを悔いている。

この数年間は英語が堪能な友人や知り合いを捕まえては、どうやれば英会話をマスターできるものかと尋ねるのが決まりごとになってしまった。国際学会でも大活躍している若手研究者は、「留学した当初は英会話が苦手だったため、上司や同僚から食事などに誘われても上手く会話の輪の中に入れず、これがいちばん苦痛でした。帰国後に小学生の息子が通う英会話スクールに顔を出すようになり、一気に上達し今は大丈夫です」と笑みを浮かべた。米国に長く赴任していた高校の同級生も、「渡米する前に集中的に通った英会話がいちばん役立った」といった。

10年程前、合鍵を作るためにテレビ番組にも出演した鍵屋に足を運んだことがあった。米国FBIに指導にも行っていたという主人は、かなり歳をとってから英語をマスターしたらしい。「浪越さん、好きな映画を繰り返し観て、セリフが全部出てくるくらいになると話せるようになりますよ」と答えた。先月、帰国子女である大学の講座の後輩が同じことをいうので、それを実行することにした。

映画好きの私は20年以上前からレンタルビデオ屋に足しげく通っていた。多額の延滞金を支払うことも多く、やがてDVDを購入することを選択するようになった。そうなると本棚がDVDであふれ出し、家族から「DVDを観返すことはあるの」と聞かれ、反論することもできずにいた。しかし、この数年はインターネット経由のレンタルのおかげで延滞金の心配はなくなり、DVDを購入することも少なくなった。

DVDの山を、ようやく役立つ時がきたかと眺めた。そして、どの映画を繰り返し観てみようかと考えた。お気に入りの映画はたくさんある。しばらく迷っていたが、すでにいちばん繰り返し観ている『ショーシャンクの空に』を取り出した。だれもが知る名作中の名作である。ティム・ロビンス演じる銀行の副頭取だったアンドリュー・デュフレーン（アンディー）が、冤罪でショーシャンク刑務所に入所する。刑務所内では古株で〝調達係〟をしていたモーガン・フリーマン演じるエリス・ボイド・レディング（レッド）は、孤立していたアンディーに他の人とは違うなにかを感じていた。ある時アンディーは監視役主任の遺産相続問題を解決して受刑者仲間へのビールを獲得し、やがて周りから一目置かれる存在になっていく。入所20年目に無実を証明する証人となる受刑者が現れたが、所長がその受刑者を殺害する。しかし、小さなロックハンマーを使い20年かけて穴を掘っていて、そこから無事に脱獄する。脱獄する前に、レッドに〝希望〟を語り、地名を告げていて、後に出所したレッドはそれに従いアンディーのいる町で再会するというストーリーである。

観るたびに最後には爽やかな感動が訪れる。いちばん好きなのは、出所したレッドが、アンディーが脱獄する前日に言い残した言葉に従い、石積みの下に埋められていた缶から手紙を取り出して読むシーンである。「希望はすばらしい、永遠の命だ、何事にもかえがたい」と記されている。そこでは私は、いつもこみ上げてくるものを感じながら「ウンウン」とうなずいてしまうのである。

そんな毎日が続いていると、また悲しい事件が報道された。小学4年生女児の父親による虐待死事件である。学校での「いじめに関するアンケート」に書かれていた「先生　どうにかなりませんか」という言葉が胸に突き刺さる。虐待を受けている子どもは冤罪で投獄されているようなもの、唯一抜け出せる〝希望〟を託したのがあの言葉だったように思えて仕方がない。彼女には映画にあった「抜け穴」はなかったのかと思うと、また涙が出てしまう。

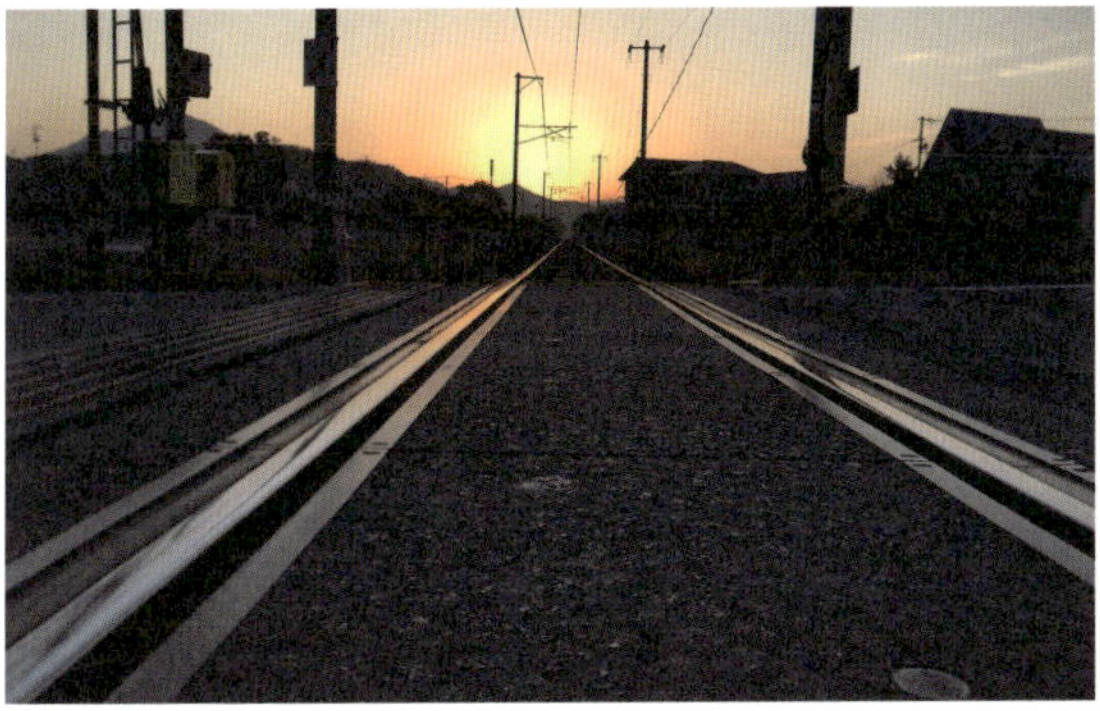

四国の片隅で、思う

友人や知人から思いもしなかった品をいただくことがある。昨年の暮れ、長野に住む大学の後輩から自家製の干し柿が届いた。その美味しさを「別格だ」というスイーツ好きの家族の声を聞きながら、私は宝石のようなその断面の美しさに見とれていた。お礼のメールを送ると、「うちのばばさんは93歳ですが、いまだに干し柿については指示待ちです」と返されてきた。白髪と、柿を剥くしわの刻まれた手と、整然と吊るされた干し柿の情景が頭の中に浮かんできた。長い時間をかけて受け継がれてきた知恵と惜しまぬ手間が、小さなドライフルーツの中に濃縮されると、心に染み入る味になるのだと、手のひらに乗せてそれを眺めた。

似たような言葉を友人からも聞くことがある。私の近所に90歳を超えたみかん作りの名人がいる。「もう年だから今年が最後になるかもしれない」といいながら届けられたみかんを友人に送ると、歓喜の混じったお礼文が送られてくる。経験と手間に裏付けされ生み出されるこのみかんを食べた友人たちは、必ず私と同じような言葉で絶賛するのだ。

瀬戸内海に面する仁尾町はみかんの産地として知られている。そんな環境で育った私は、特にみかんの味にうるさい。一昨年、愛媛、高知などに住む三人の友人たちから、連続してみかんが送られてきた。みかんの種類はそれぞれ違っていたのだが、「おっ私にみかんを……挑戦的だね」と独り言をいいながら、すぐに箱を開けてみかんを口に運んだ。そしてその美味しさに3回続けてノックアウトをくらったのだった。箱の中には生産者や販売元からの手紙が入っていた。早速インターネットでホームページを探し出し、そこに映し出された手入れの行き届いた果樹園と、生産者の人たちの笑顔の写真をしばらく眺めていた。「干し柿名人」や「わが町のみかん作り名人」と同じように、培った知恵をもとに手間を惜しまないで、より美味しいものを求めてきたに違いない。私はこの「一人四国みかん味比べ」でいっそう四国が好きになったのだった。

今年1月、米紙ニューヨーク・タイムズが、読者に推薦する旅行先「2019年に行くべき52カ所」を発表した。日本で唯一選出されたのは7位の「瀬戸内の島々」で、「日本の内海にある芸術と自然の調和（Art and nature harmonize in Japan's inland sea)」と評されている。

2、3年前から歯科診療所の近くにある「父母ヶ浜《ちちぶがはま》」は、干潮時に砂浜にできる潮だまりが天空を鏡のように映し出すことと、そこで出会う夕陽の美しさにも惹かれて、多くの観光客が訪れるようになった。西隣の町にある稲積山の頂上の高屋神社本宮の鳥居は、「天空の鳥居」として知られ、瀬戸内海のパノラマが広がる絶景スポットとして注目が集まっている。東側の荘内半島にある紫雲出山からは、多数の島が浮かぶ美しい瀬戸内海の風景が見渡せる。ここには約1000本の桜があり、春には淡い桜色をバックに穏やかな瀬戸内海の絶景が目の前に広がる。なるほど写真で切り取ってみると瀬戸内海は美しく、他県や他国の人々にとっては、「行くべき土地、見るべき風景」というのもうなずける。

さらに最近四国八十八ヶ所お遍路巡りをする外国人も増えている。ボランティアで外国人お遍路さんのお接待をしている人にうかがうと、お遍路巡りはヨーロッパでも大人気だという。そしてニュースを賑わした逃亡犯をみればわかるように、八十八ヶ所を巡る人には善人も悪人もいる、お遍路をするために訪れる外国人は知的レベルが非常に高いと教えられた。なにより気がかりだったのは「高知や徳島の太平洋側を歩くと、廃墟が多く、まるで砂漠を歩いているようです」

という言葉だった。超高齢社会になり、子どもが減り、やがて人口も減少する。四国の姿はこれからどんなになっていくのだろう。日本全国で同じような現象は起きている。

農業だけでなくすべての分野で、次の世代に受け継がれるべき知恵や技術や感覚は消え去ってしまうのだろうか、四国からニホンカワウソが消えてしまったように。

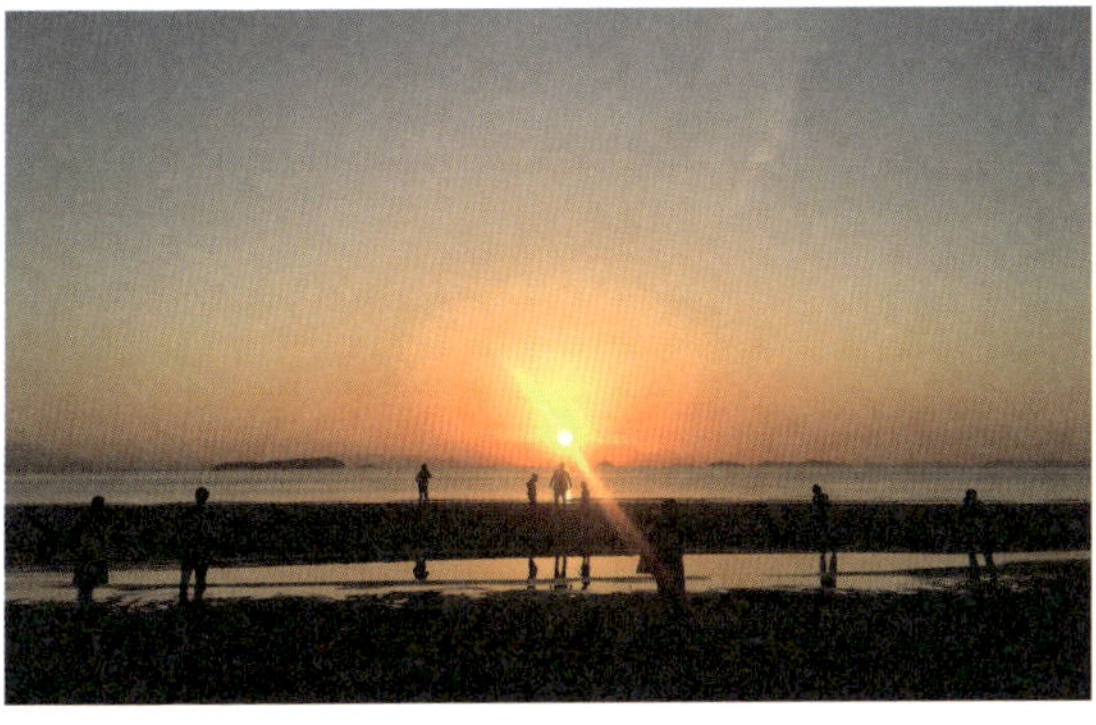

書く

10月の夜風は優しい。歯科診療所の東にある山の正面に立つと、綿色の月が山頂の上に浮かんでいる。虫の声は切れ切れで、月の光が紅葉した楓や欅の枝の濃淡を強調し、墨絵のような世界を作り出していた。毎年秋に出会うこの情景は、庭や駐車場の木々の成長に合わせて趣を増している。

印象深かった出来事はいつも季節の風景とともに記憶に残っていく。10年程前、時候は今頃だったと思う。歯科出版社から診療室に電話があり、月刊誌のリレーエッセイの執筆メンバーとして連載を担当してほしいと依頼された。読書は好きだ。しかし高校時代に国語がもっとも不得意科目で、大学入試の論文でも大失敗をした私が、エッセイや随筆を書くことになろうとは想像したこともなかった。気の迷いだったのか、なんとかなるだろうと深くは考えずに引き受けた。

締め切りや期日というものは、いつも忍び足でやってくる。案の定、追い詰められた気持ちで夜明け前にパソコンに向かうことになった。冷ややかな静寂が覆う院長室で題材を決め、心に浮かぶ言葉を並べていくと、思いのほか滑らかに筆が運び、診療が始まる頃には原稿が仕上がった。大学院時代に恩師が、手を加えた文を私に朗読するようにいって、目を閉じて聞きながら「その部分はリズムが悪く、重い感じがするなぁ」と首をひねっていた姿を思い出し、声に出して読んでみて修正を重ねた。

初めて書いたエッセイを家族や恩師などに見せると、反応は予想以上に良かった。ちょっといい気になって、その後連載したエッセイのコピーを、友人や高校時代の同級生にも押し付けた。迷惑だったかもしれない。受け取った全員がその文章を読んだわけではなかったと思う。ただ文筆家の叔父と、文系学部に進学した高校時代の同級生からの、「いいよ」という言葉に添えられた実直な感想文がなによりも嬉しかった。

それからエッセイのことは私の頭の中から消え去っていた。ところが数年後、松山の椿愛好家の会が記念誌を出版することになり、再三にわたり原稿を提出するように連絡をいただいた。期限ぎりぎりで提出した文章を読んだいつも温厚な表情を浮かべている高齢の会員から、「浪越さん、あんたの文章が今回の芥川賞」といわれた時、たぶん私はまんざらでもない笑みを浮かべていたと思う。そして書くことに少しだけ自信をもつようになった。

椿仲間と自他ともに認める母親が、新聞の読者文芸欄に短歌を投稿し、かなりの高確率で掲載されていた。そこで試しにと、私も連続投稿してみたがわずか一首が掲載されただけで、すぐに「才能がない」とさじを投げてしまった。それを見ていた母親が「随筆を書いてみれば?」と口にした。以前感想文を送ってくれた友人が、「才能あるかもよ」ともち上げてくれたことも思い出し、締め切り前日の夜明け前に書き上げた文章を、新聞の文芸欄に投稿した。それを含め3編が連続で入選し、患者さんや知り合いからも読んだと声をかけられた。気を良くした私は、俄然やる気を出して毎月応募したが、次点として題名だけが紹介されるだけで、文章は一向に掲載されなくなった。そんな状況でも書き上げた文章を送ると、友人たちは律儀にすべてに感想メールを返してくれた。時には渾身の作品だと評価し、選者の意図を疑うコメントが書かれたものもあった。そんなふつふつとした気持ちの中で知り合いの編集者にすべての文章を送ったことがきっかけとなり、巡り巡って随筆の連載が始まったのだった。

随筆の題材は身の回りにたくさんある。目の前を通り過ぎていく季節の表情と小さな出来事、何気なく目に留まったもの、思い出などを繋ぎ合わせながら文章を綴っていくことは楽しい。空を見上げ、地面を覗き込み、木々の葉や花、虫に目を凝らし、風を感じていると頭の中に言葉が浮かぶ。そしてその言葉が重なりながら文章になっていく。やってみるときっとだれでもそうなるはずだ。それをやらないだけだと私は思っている。

随筆を読み続けている友人たちの中にはいまだに、「外見から抱いていたイメージと文章のギャップが大きい」と首を傾げる者がいる。たびたび登場する母親は、読み終えると決まったように「文章にされると、どんなに素敵なお母さんかと想像してしまうよ。恥ずかしい」といいながらしわの中で小さくなった目は笑っている。そして自分の息子たちのむっつりとした表情に隠された感想を聞き出す手立てはないものだろうかと、いつも思うのである。

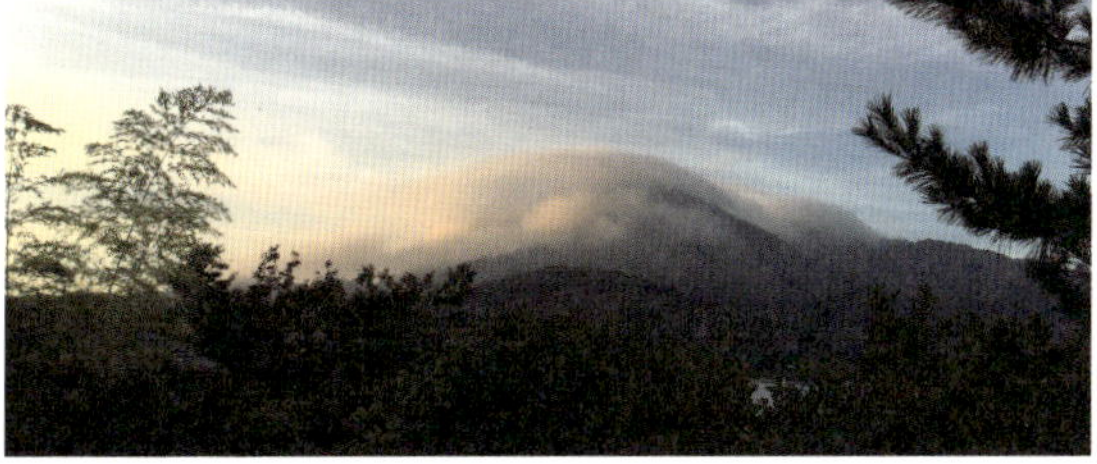

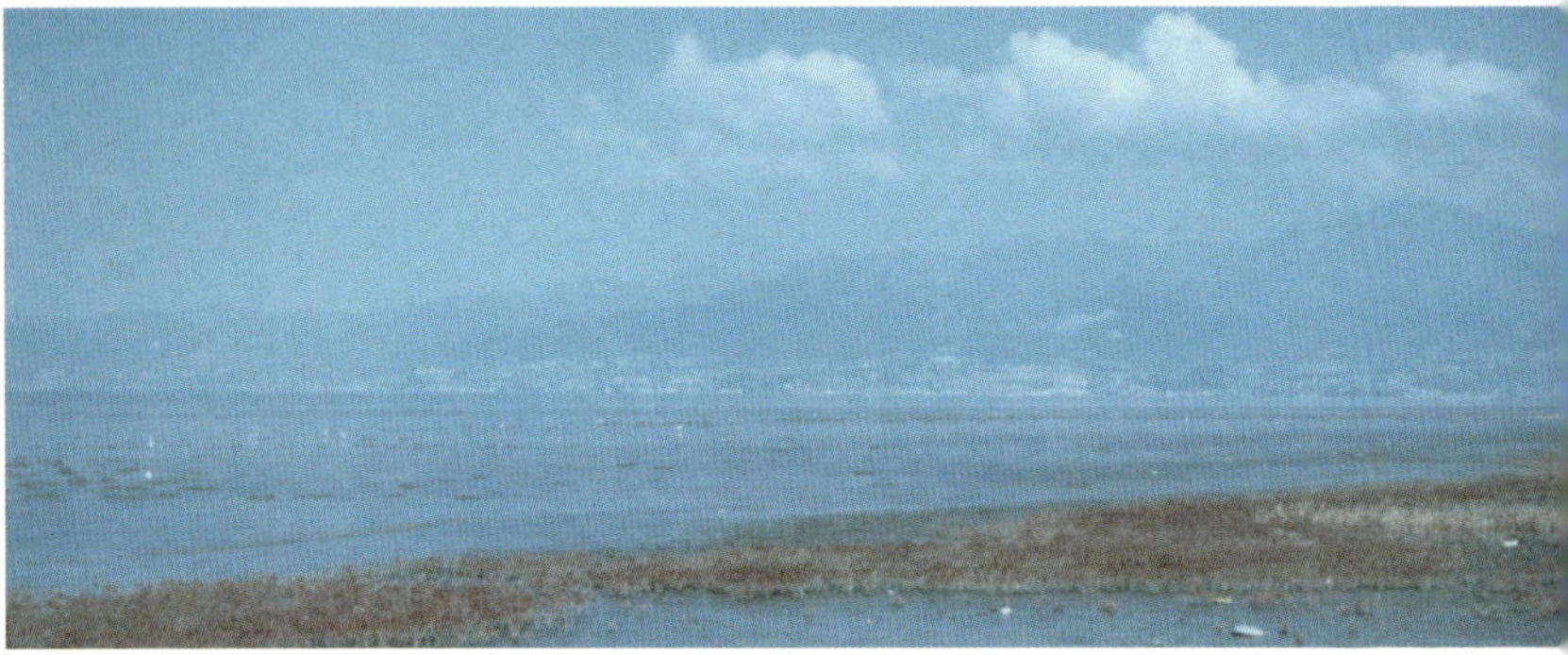

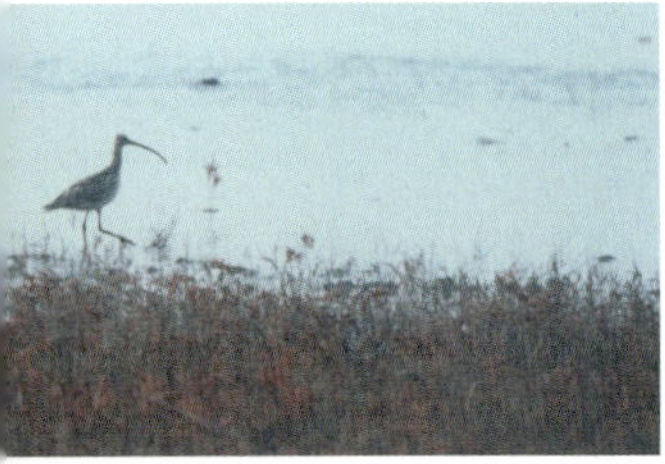

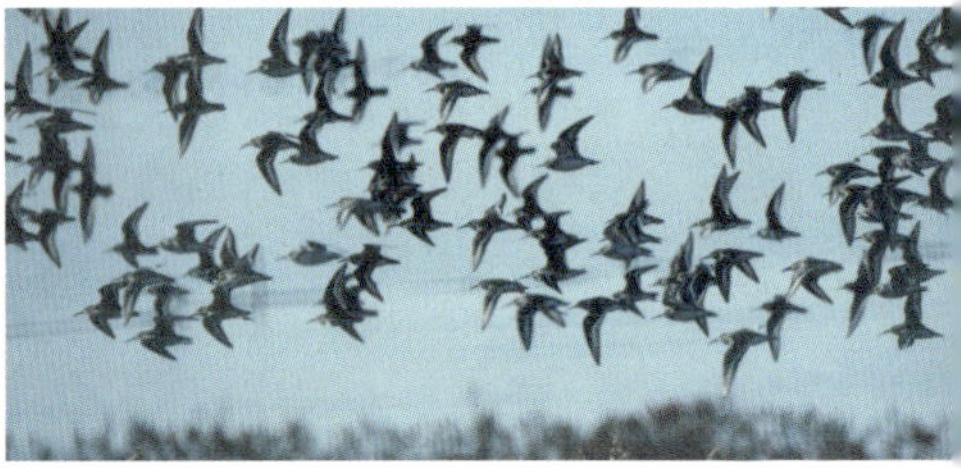

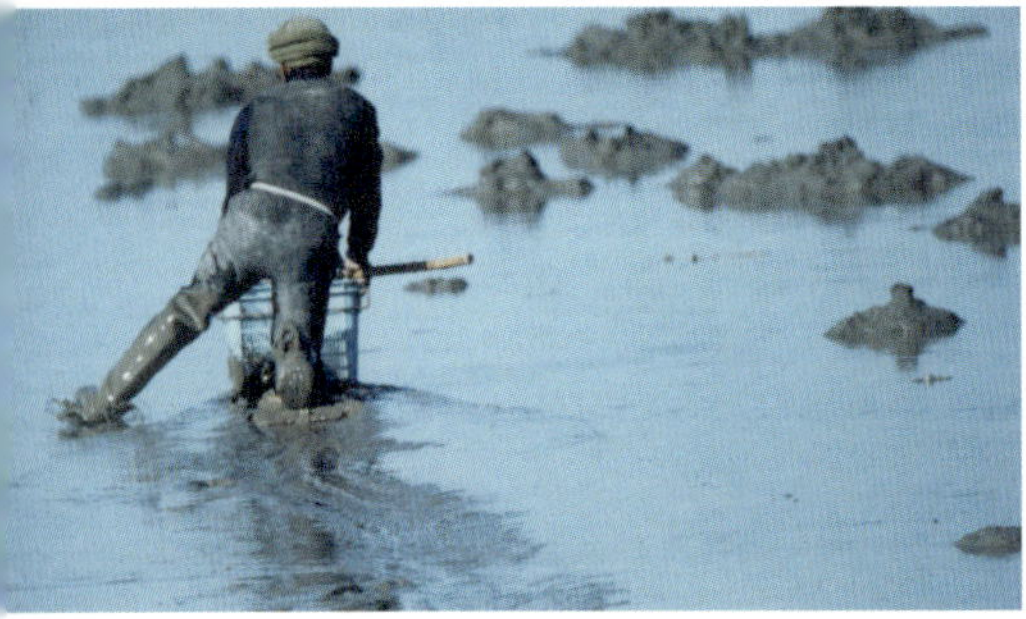

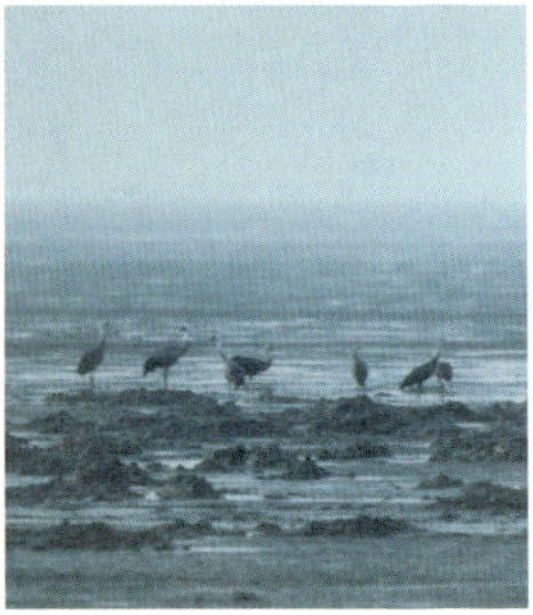

1993年　干拓事業開始前の長崎・諫早湾。
この風景はもう見られない

おわりに

私の住む仁尾町は、子どもにむし歯経験が少ない町として知られている。歯科医師として、次の世代に残すべきものは「むし歯のない口腔」であると、保健活動を続けてきた。そして町内で始まった集団的フッ化物洗口は二世代目になっている。

昨年あたりから、近くにある父母ヶ浜《ちちぶがはま》は観光客であふれ、昔目にしていたような人のいない風景を見ることができないのが切ない。高台から見下ろすと、砂浜の人々の影が砂団子を作るコメツキガニの姿を連想させ、なぜか笑ってしまう。「日本のウユニ塩湖のような絶景」と話題になり、「日本の夕陽百選」、「行ってみたい夕陽ランキング1位」に選ばれたこの浜が、手つかずに近い状態で昭和、平成の時代を乗り越えられたのは奇跡だといえる。2000年頃、この遠浅浜の海岸に200メートルの突堤を伸ばし、その一部を埋め立てる計画がもち上がり、それは着手寸前まで進行していた。そのあたりの経緯については随筆の中でも紹介した。

随筆連載中に友人たちから、「昭和の時代を思い浮かべるよ」と感想文をもらったことが多かった。私たちは幸せな世代だった。自分の成長に合わせるように、便利な電化製品が普及し、生活の質は向上し、食生活も豊かになった。そして交通網も整備された。しかしそれと引き換えに、自然は破壊され、山は拓かれ、湾岸や河川は人工物に姿を変えた。

慌ただしい日々の中で時には立ち止まってみるとよい。次の世代に残すべきもの、引き継ぐべきもの、消し去ってはならないものに囲まれながら生きていることがわかる。その中には健康をもたらす生活環境、何気なく見逃してきた伝統の技術や知恵、思いやりや優しさ、そして毎日目にしている風景さえも含まれていることに気づくだろう。

父母ヶ浜の水平線の向こうに沈む夕陽を一人で静かに見送ってほしい。言葉はいらない。きっと涙が浮かぶ。

100年先にこの姿は残っているだろうか。地球温暖化は確実に進行している。

＊

最後に、本書に登場する人々には敬愛の念を、その背景を作り出している季節や自然には、つねに畏敬の念を覚えていることをここに記します。

長い時間を共有し、時に〝ひとりよがりの道〟で迷子になりそうな私に、辛抱強く寄り添ってくれる家族や診療所スタッフには心からありがとうと伝えたいと思います。

書くたびに、示唆に富んだ感想やアドバイスをいただいた無二の親友たち、香川県立丸亀高等学校の同級生、岐阜薬科大学の同級生、長崎大学の恩師藤井弘之先生、山田 毅先生、小林清吾先生、長崎大学歯学部同窓生諸氏、そして昨年末他界した叔父藤田健二氏には心より御礼を申し上げます。

また、「新聞クイント」での連載および本書の編集をご担当いただいたクインテッセンス出版社の木宮雄志氏にはあらためて感謝の意を表します。

２０１９年　５月

浪越建男

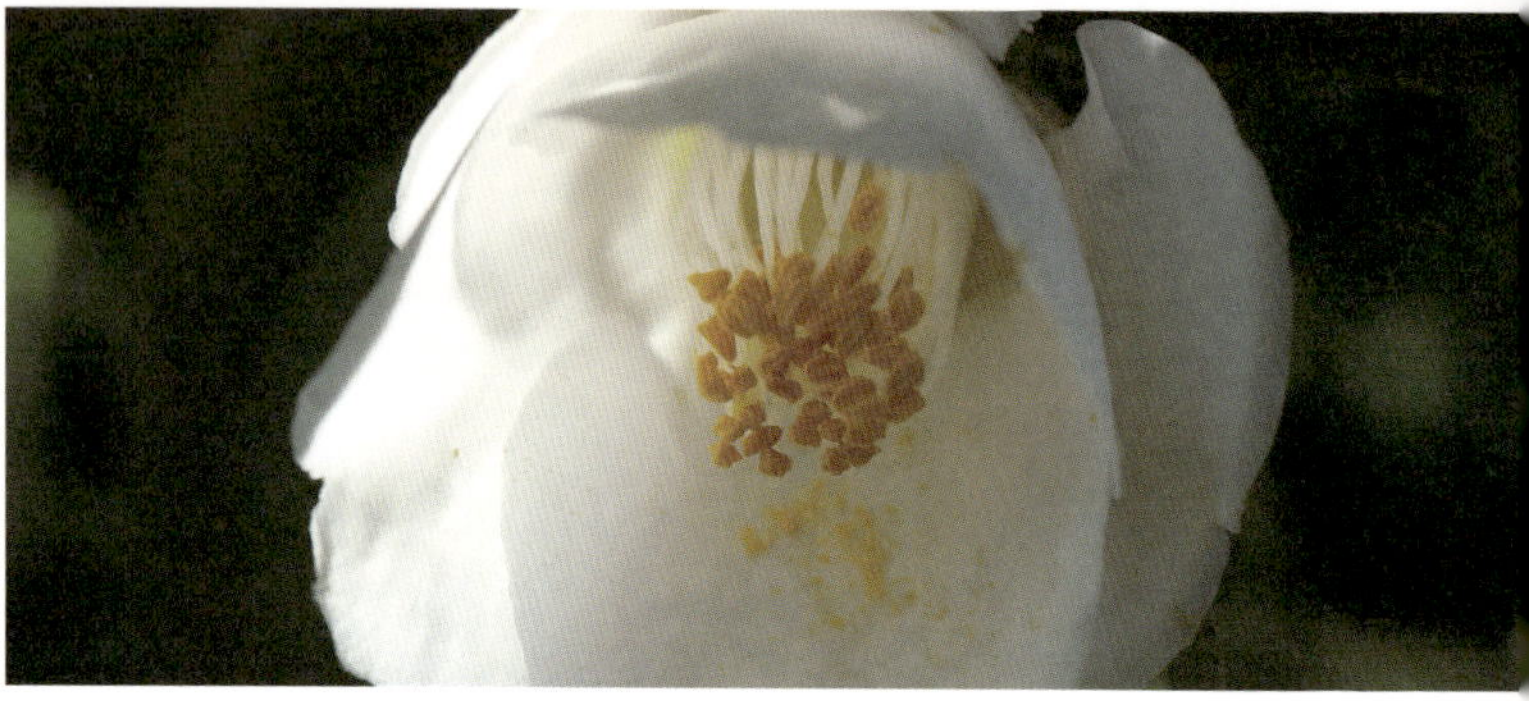

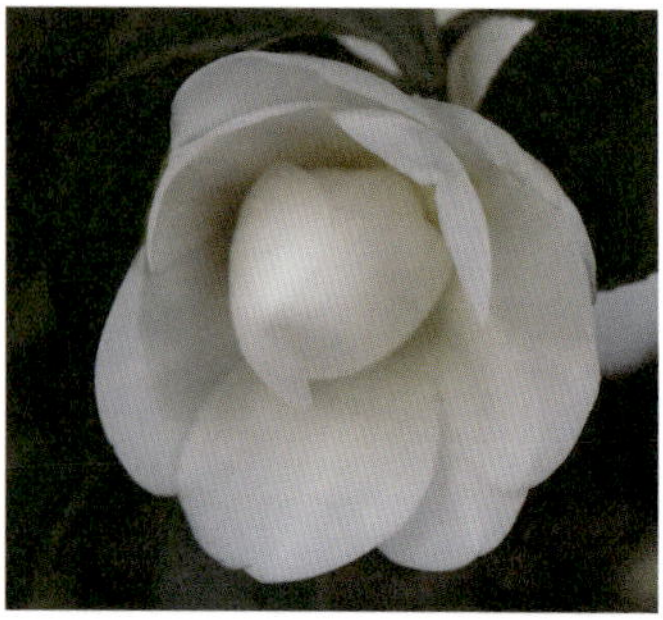

椿の花の季節には心が踊る

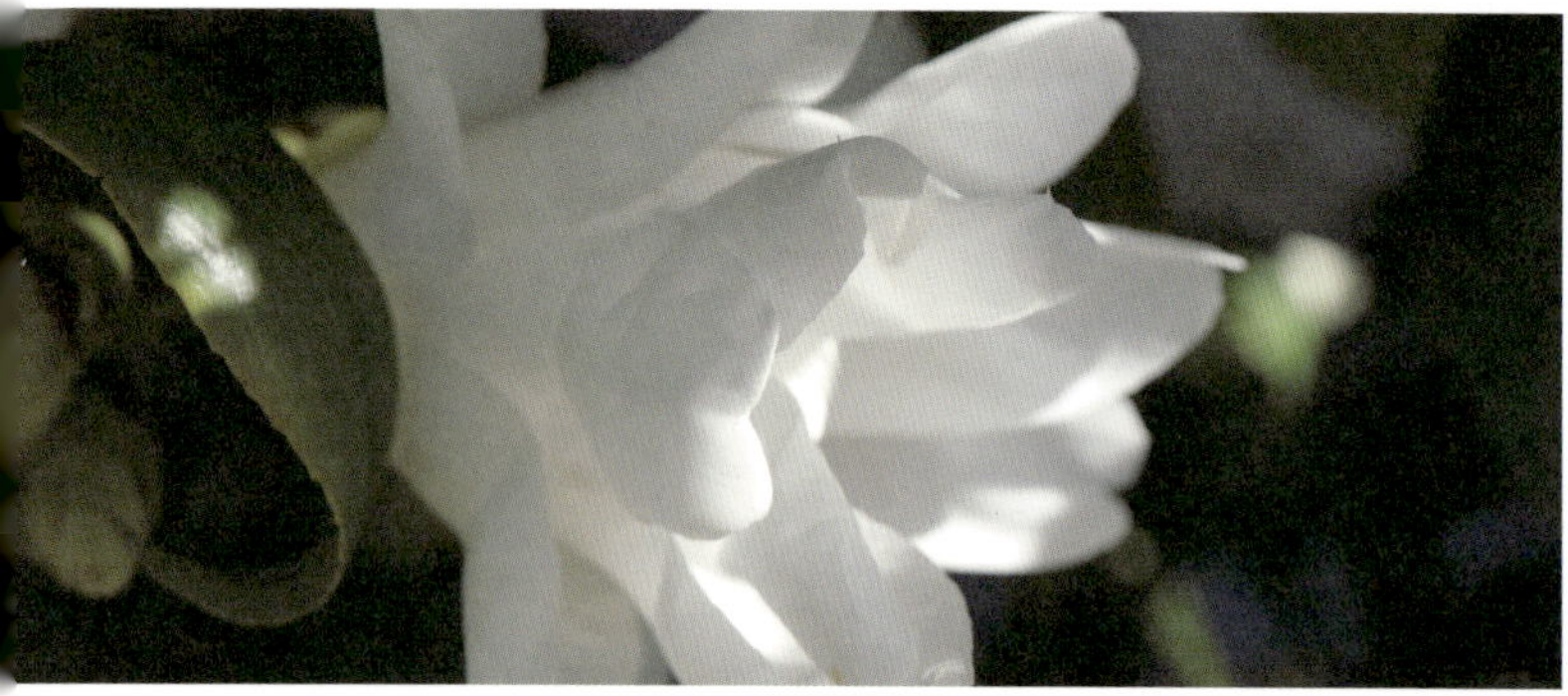

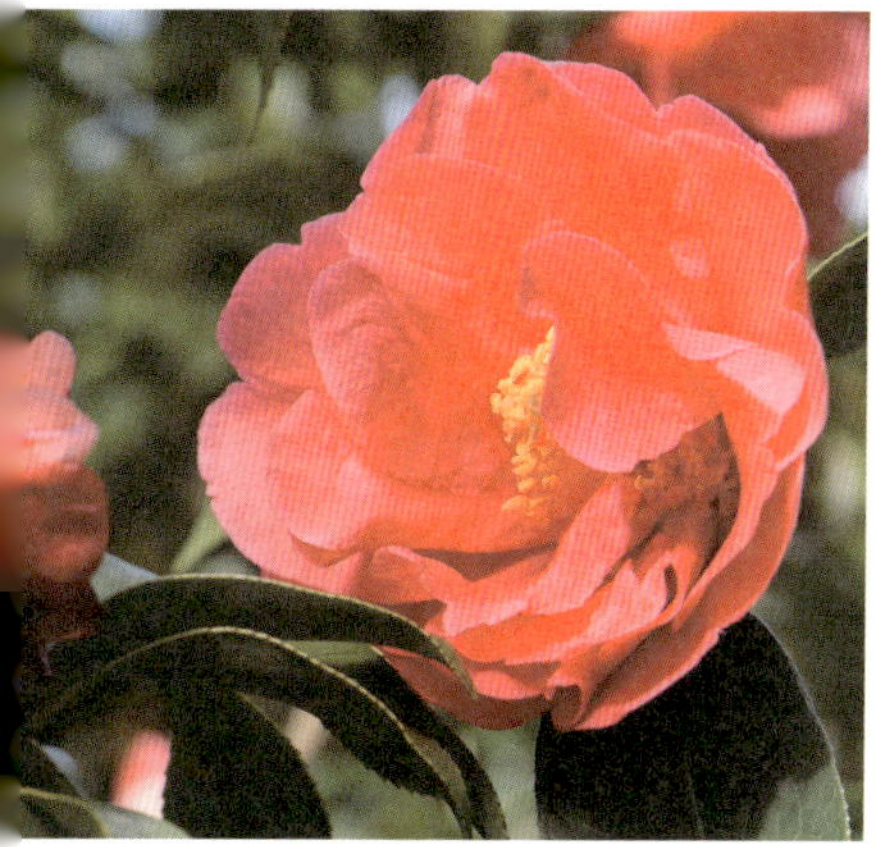

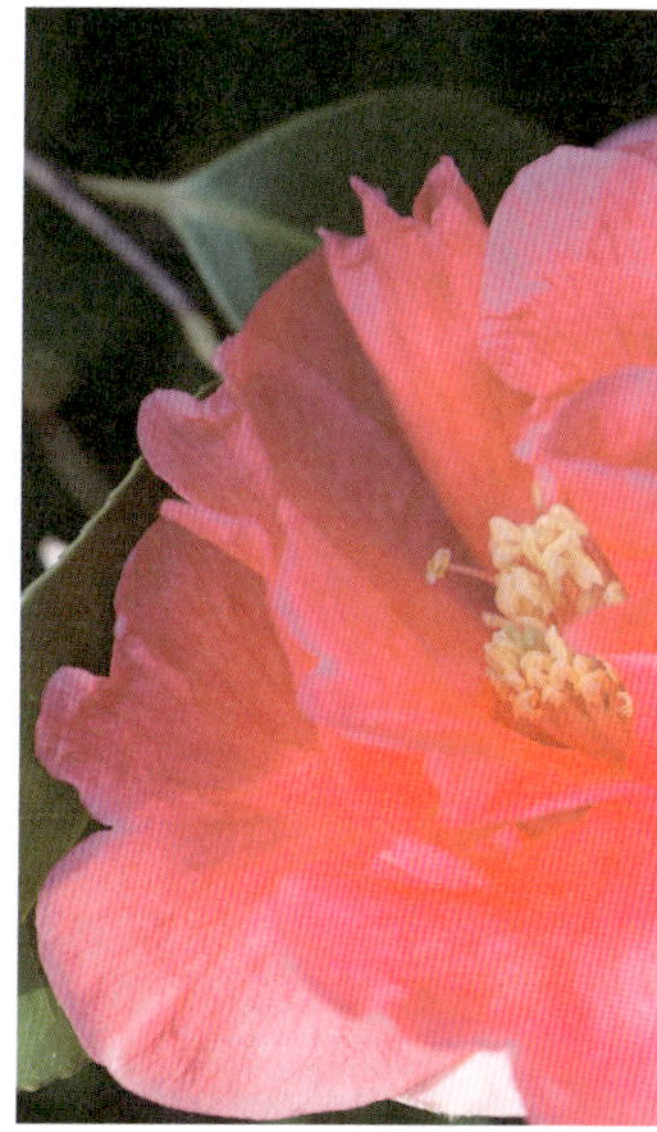

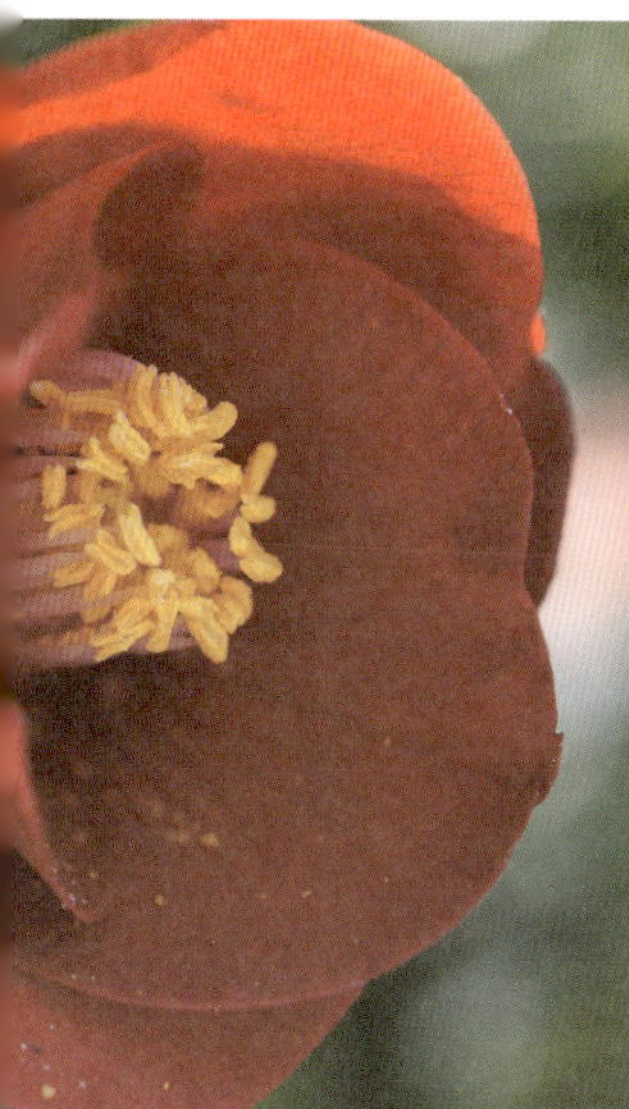

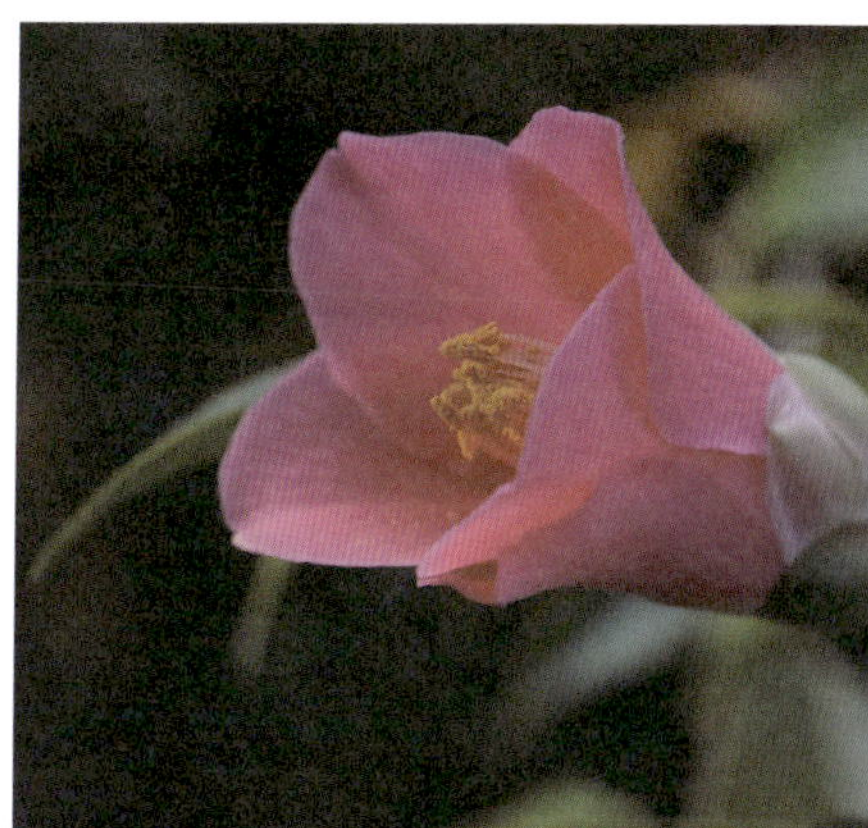

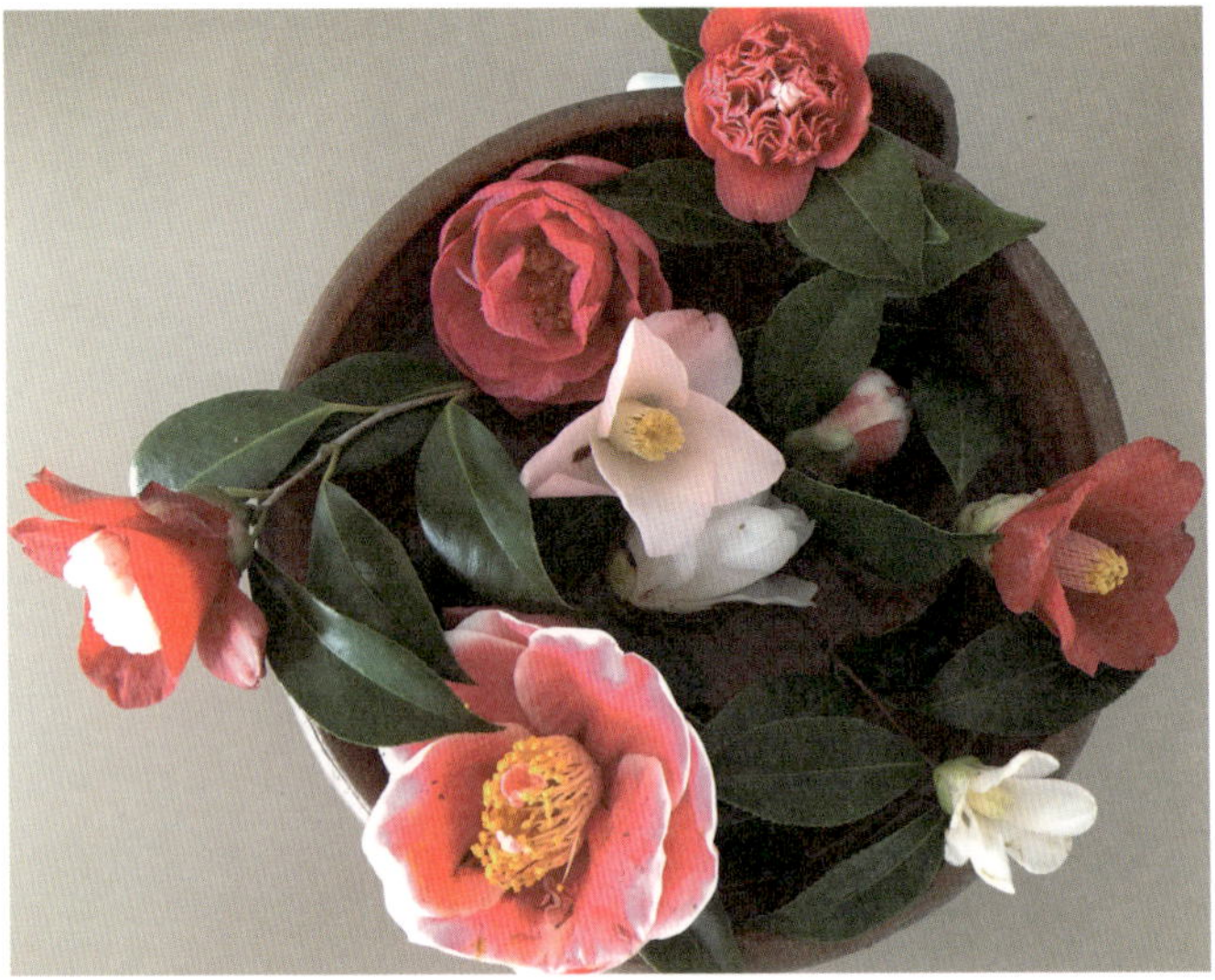

本書は「新聞クイント」で2017年2月号から2018年12月号までの約2年間にわたり、連載された企画（全22回）に修正を加えて一冊にまとめたもので、書籍化にあたり新たに書き下ろし8編を追加しました。

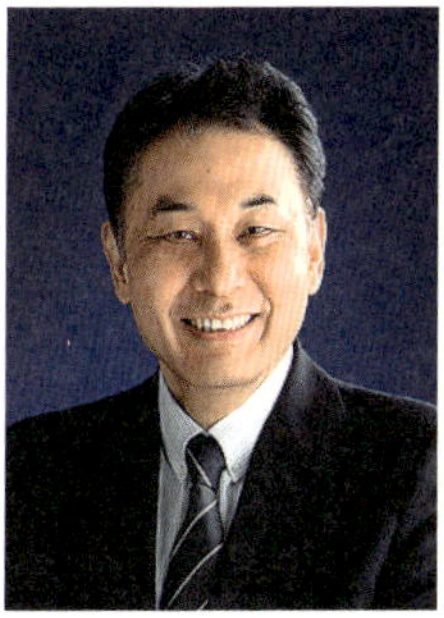

著者略歴

浪越建男 なみこし・たつお

浪越歯科医院院長
歯科医師　歯学博士
日本補綴歯科学会専門医

1959年　香川県生まれ
1978年3月　香川県立丸亀高等学校卒業
1987年3月　長崎大学歯学部卒業
1991年3月　長崎大学大学院歯学研究科修了（歯学博士）
1991年4月〜1994年5月　長崎大学歯学部助手
1994年6月　浪越歯科医院開設（香川県三豊市）
2001年4月〜2002年3月　長崎大学歯学部臨床助教授
2002年4月〜2010年3月　長崎大学歯学部臨床教授
2012年4月〜　認定NPO法人ウォーターフロリデーションファンド理事長

学校歯科医を務める仁尾小学校（香川県三豊市）が1999年に全日本歯科保健優良校最優秀文部大臣賞を受賞。2011年4月の歯科健診では6年生51名が永久歯カリエスフリーを達成し、日本歯科医師会長賞を受賞。

QUINTESSENCE PUBLISHING
日本

季節の中の診療室にて
瀬戸内海に面したむし歯の少ない町の歯科医師の日常

2019年８月10日　第１版第１刷発行

著　　者　浪《なみ》越《こし》建《たつ》男《お》

発 行 人　北峯康充

発 行 所　クインテッセンス出版株式会社
東京都文京区本郷３丁目２番６号　〒113-0033
クイントハウスビル　電話(03)5842-2270(代表)
(03)5842-2272(営業部)
(03)5842-2280(編集部)
web page address　https://www.quint-j.co.jp/

印刷・製本　株式会社創英

Printed in Japan　落丁本・乱丁本はお取り替えします
ISBN978-4-7812-0695-0　C3047　定価はカバーに表示してあります